だいわ文庫

コンビニの買ってはいけない食品 買ってもいい食品

渡辺雄二

大和書房

はじめに

コンビニの食品というと、「体によくないものが多い」「おいしくない」「値段が高い」――こんなふうに感じている人が多いと思います。

確かに店に入ると、カップラーメンが山のように積まれ、プラスチックの容器に入った添加物タップリのお弁当やパスタ、おにぎり、サンドイッチ、菓子パン、ケーキ、ポテトチップスと、まさしくジャンクフードのオンパレードという感があります。これらはいずれも、「買ってはいけない」といいたくなるものばかりです。

しかし、最近のコンビニをよく見ると、なかなか質のよい、体によさそうな食品もあるのです。たとえば、ヨーグルトやうどん、そば、食パン、めんつゆ、乾燥わかめ、のり、煮豆などは、無添加の商品が多いのです。値段も以前よりだいぶ安くなっていますし、味もよくなっているように思われます。

実はコンビニで買った食品だけで、添加物のない食事をするのは十分可能なのです。しかもお金はそれほどかからず、また手間もそれほどかかりません。味は好みがあるのでなんともいえませんが、そういう食品はだいたいの人に「おいしい！」と感じてもらえるのではないかと思います。

つまり、コンビニで売られている商品をうまく利用すれば、誰でも簡単に健康的で、経済的な食事を作ることができるのです。

「でも、具体的にどんな食品を買ったらいいの？」という人も多いでしょう。そこで、本書を執筆しました。すなわち、「買ってはいけない食品」と「買ってもいい食品」を具体的に1つ1つ取り上げたのです。

「買ってはいけない食品」とは、発がん性があったり、催奇形性（胎児に障害をもたらす毒性）など危険性の高い添加物をふくむ食品です。

また、あまりにも多くの添加物をふくんでいて、食べると口内や胃、腸などの粘膜が刺激されて、口内が不快になったり、胃が張ったり、重苦しくなったり、鈍痛を感じたり、あるいは下痢をおこす可能性のあるものです。

それから、油で揚げたもので、しかも時間がたっているものです。これには、有害な過酸化脂質ができており、食べると下痢や腹痛などをおこすことがあります。

コンビニで売られている食品には、これらにあてはまるものがたくさんあるので、できるだけそれらを避けたほうが賢明です。

逆に「買ってもいい食品」とは、基本的には無添加のものです。つまり、食品原料のみで製造されたものです。また、油で揚げていないものです。コンビニには、こうした食品もたくさん売られています。しかも、それほど値段の高いものではありません。

食品は、本来食べ物（食品原料）から作られるべきです。しかし、添加物は食べ物とは違います。石油製品などから化学的に合成されたり、樹木や昆虫、細菌などから抽出されています。食べ物は体を育む栄養になりますが、添加物の多くは栄養にならず、体にとっては「異物」となり、体の機能を乱すおそれがあります。

したがって、添加物をたくさんふくむ食品は、それだけ「質が悪い」食品といえるのです。

メーカーにとっては、添加物は便利なものです。それを使うことで製造や保存が容易となり、製造コストが低くなって、儲けをたくさん出すことができるからです。

しかし、それは食品としてふさわしいものではなく、そのことは、メーカー自らがよくわかっているのです。実はメーカーの従業員の多くも、添加物入りの食品は「食べたくない！」と思っているのです。

「自分が食べたくないものを売ることはできない」――こうした信念のもとに、無添加、あるいは添加物をできるだけ減らして「質のよい」食品を作ろうと、努力しているメーカーもたくさんあります。

そういうメーカーの食品は、たいていい味もよいのです。質のよい食材を仕入れて、味にこだわった製品作りをしているからです。

そもそも食べ物がおいしいのは、タンパク質や炭水化物などの栄養をたくさんふくんでいるからです。逆にいえば、添加物が多ければ多いほど、たいていおいしくないのです。


私はこれまで『新・買ってはいけない』（金曜日刊）シリーズを出版し、「買ってはいけない食品」を一つずつ取り上げてきました。そんななかで、「じゃあ、何を買ったらいいの？」という、怒りにも似た声をたくさんいただきました。それは、当然だと思います。誰だって、毎日コンビニやスーパーなどで食品を買って、それを食べて生きていかなければならないからです。

そこで、今回は「買ってはいけない」とともに「買ってもいい」食品を取り上げた次第です。コンビニにしぼったのは、もはやコンビニは子どもからお年寄りまで多くの人が利用している、もっとも身近なお店だからです。

今やコンビニが、私たちの生活になくてはならないものになっているのは周知の事実です。食品や生活用品、医薬品などの購入はもちろん、電気代や電話代、年金などの支払い、切手の購入、キャッシングやチケットの予約まで、まさしく生活の拠点になっています。これは、都市も農村も変わりません。

そんなコンビニで、消費者が「質のよい」食品をたくさん買うようになれば、そうした食品がもっとお店にふえることでしょう。これは、ある意味でコンビニ自体の質がよくなるということです。そうなれば、私たちの生活の質もよくなっていくように思います。

はじめに……3

第1章 買ってはいけない！ コンビニの食品

主食系……16
おにぎり（シーチキンマヨネーズなど）／おにぎり（明太子・焼たらこなど）／手巻き寿司／弁当（ハンバーグ&唐揚げなど）／弁当（幕の内など）／おでん（ウィンナー巻、ベーコン串など）

めん類……28
パスタ／インスタントラーメン／カップラーメン（油揚げめんタイプ）／カップラーメン（ノンフライタイプ）／カップうどん・そば

パン……38
サンドイッチ／食パン／総菜パン（コロッケパン・ホットドッグなど）／菓子パン（ピーナッツパン・クリームパンなど）／あんドーナツ／ケーキ／スコーン・ドーナツ

加工食品……52
ウィンナーソーセージ／魚肉ソーセージ／サラミ・ビーフジャーキー／ハム・ベーコン／イカのくんせい／酢漬けイカ／いか明太／たくあん・ショウガ漬け／福神漬・紅ショウガ／ポテトチップス／甘納豆／ガム／清涼菓子／サプリメント

飲料……80
サプリ飲料／ゼリー飲料／栄養ドリンク／トクホ飲料／缶コーヒー／紅茶飲料／コーラ／炭酸飲料／ワイン

コラム1　理想のカップラーメンはできないのか？……98

第2章　買ってもいい！ コンビニのプライベートブランド

プライベートブランドに表われる格差……102
セブンプレミアム（セブン-イレブン）／バリューライン（ローソン）／無印良品（ファミリーマート）／トップバリュ（ミニストップ）／菓子類のプライベートブランド

主食系……108
こだわり米の塩むすび／宮城県産 ひとめぼれ／切り餅／おいしい食パン／スパゲティ／風味伝承うどん／風味伝承そば／そうめん
加工食品……116
カップみそスープ あさり／たまごスープ／のり茶漬／カット わかめ／焼のり／国内産とろろ昆布／花かつお／早ゆでマカロニ／スイートコーン（つぶ状）／北海道産金時豆
お菓子……126
あたりめ／焼うるめ／焼きするめげそ／いわしせんべい／直火焼きおこげせん／ピスタチオ／カステラ／煉ようかん／蜜がけコーン／やきいも／やわらかきなこ飴／割れむき甘栗／卵黄ボーロ
飲料……139
一番摘み 煎茶／オリジナルブレンド レギュラーコーヒー（粉）／紅茶ダージリン 100％／のむヨーグルトプレーン
調味料……143
一味唐がらし／鉄釜焙煎 いりごま（白）／エキストラバージンオリーブオイル／鰹と昆布のつゆ／鳴門の塩／トマトケチャップ／マヨネーズ
コラム2 コンビニのファストフード（揚げ物など）はどうなの？……150

第3章 買ってもいい! コンビニに並ぶナショナルブランド

主食系……154
サトウのごはん／超熟／マ・マースパゲティ／上州手振りうどん／生うどん／滝沢更科信州そば・とろろ入り

加工食品……160
カットトマト／さんま醤油味付／スイートコーン／素材そのままシーチキン／豆腐／納豆／日清フラワー薄力小麦粉／ふえるわかめちゃん／北海道スイートコーン

お菓子……169
ハーゲンダッツ／明治ブルガリアヨーグルトLB81／カシューナッツ／味付落花生／甘栗むいちゃいました／しっとり甘納豆／煉ようかん

飲料……176
トロピカーナりんごジュース／1日分の野菜／野菜一日 これ一本／おーいお茶／おーいお茶 緑茶ティーバッグ／モンカフェドリップコーヒー マイルドブレンド／ブラック ボス／

おいしい酸化防止剤無添加ワイン
調味料……184
ウスターソース／キッコーマンしょうゆ／桃屋のつゆ 化学調味料無添加／かどやの純正ごま油／酢／タカラ本みりん／カゴメトマトケチャップ／七味唐がらし／テーブルコショー／伯方の塩／信州須藤農園イチゴジャム／アルゼンチン産純粋クローバーはちみつ
コラム3
「買ってはいけない食品」でも「買ってもいい食品」でもない食品はどうすればいい？……196

第4章 知っておきたい！ 食品の知識

1 なぜ、食品添加物は問題なのか……200
安全性が確認されていない／使われ続ける発がん性添加物／アメリカでは使用が禁止されている赤色2号／毒性の強い添加物／動物実験では微妙な影響はわからない／化学合成添

加物の危険性／本当に「安全性に問題ない」のか？／なぜカップラーメンで胃が刺激されるのか／天然添加物も安全は保証されていない／ふえ続ける膨大な添加物／添加物表示の見方／用途名併記されている添加物は要注意／一括名表示という抜け穴／表示が免除されている3種類の添加物／極力避けてほしい添加物／とくに危険性の高い合成添加物／天然添加物のなかにも危険がいっぱい

2 食べ物に潜むさまざまな危険性……226

過酸化脂質という有害物質／油で揚げた食品は要注意／トランス脂肪酸の害／アレルギー表示を義務付けられた食品／なぜ遺伝子組み換えを行なうのか／遺伝子組み換え作物の大きな問題点／遺伝子組み換え食品の見分け方／遺伝子組み換えで作られた添加物／残留農薬の問題／有機食品は信用できるか／有機の加工食品／レトルトの安全性は保たれているか／安全性の高いポリエチレン／パックご飯の容器は大丈夫？／缶詰は「タルク缶」がおすすめ

コラム4 1人暮らしの賢い食生活……250

おわりに……252

【買ってはいけない食品】

①発がん性やその疑いがある添加物をふくんだ食品。

②催奇形性やその疑いがある添加物をふくんだ食品。

③急性毒性の強い添加物をふくんだ食品。

④あまりにも数多くの添加物をふくんだ食品。

⑤有害な過酸化脂質がたくさんできている食品。

なお、写真の製品は、あくまで一例として掲載したもので、同様な製品はほかにもたくさんあります。

【買ってもいい食品】

☆☆☆（とくによい）

①無添加で、しかも有機食品であるもの。

②無添加で、栄養的にすぐれているもの。

③無添加で、質のよい食材を使っているもの。

☆☆（よい）無添加のもの。

☆（まあよい）安全性の高い添加物を少量使っているもの。

なお、「とくによい」「よい」「まあよい」の判断については、原材料の品質や製品の必要性なども考慮しています。

第1章

買ってはいけない！
コンビニの食品

油だらけのお米

おにぎり（シーチキンマヨネーズなど）

コンビニおにぎりは、「とてもおいしい」という人と、「変な味がしてまずい」という人にわかれるようですが、「まずい」と感じる人は、ご飯に不自然な味を感じるからのようです。実はコンビニおにぎりのご飯には、秘密があります。それは、油が使われていることです。

おにぎりの白いご飯を少しつまんで、水の入ったコップに入れてかき混ぜてみてください。油が浮いてくると思います。ご飯が製造機械に付着するのを防ぎ、また保湿や保存のために植物油（ナタネ油やコーン油など）を混ぜているのです。しかし、「ご飯」としか表示されないので、消費者には油が使われていることはわかりません。

現在、ほとんどのコンビニおにぎりは、「保存料・合成着色料不使用」という表示があります。「ならば、安心だね」と思う人もいると思いますが、実は防腐効果のある別の添加物が使われているのです。

どのおにぎりにも、「pH調整剤」という表示がありますが、これが保存料の代わりになっています。pH調整剤は、酢酸やクエン酸などの酸がほとんどです。お酢でもわかるように、酸には殺菌効果があります。そのため、保存性を高めることができるのですが、**酸のなかには、口や胃の粘膜を刺激するものがあります。**

また、グリシンも保存性を高める働きがあります。グリシンはアミノ酸の一種で、味付けの目的でも使われています。アミノ酸なので、安全性は高いはずですが、鶏やモルモットに大量にあたえると、中毒をおこして死亡することもあります。

私などは、「シーチキンマヨ」を食べると、口や胃のなかが気持ち悪くなります。多くの添加物や油が混じり合って粘膜を刺激するためと考えられます。

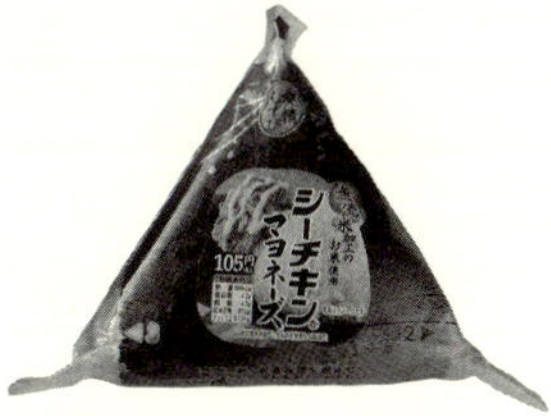

[食品原料] 塩飯、ツナフレークマヨネーズ和え、海苔、食塩

[添加物] 調味料（アミノ酸等）、pH 調整剤、グリシン、乳化剤、トレハロース、増粘多糖類、香辛料抽出物

[アレルギー表示] 原材料の一部に小麦、卵、乳、大豆、鶏肉、りんご、ゼラチンを含む

おにぎり（明太子・焼たらこなど）

《中華料理店症候群》の危険が！

コンビニおにぎりには、必ずといっていいほど「調味料（アミノ酸等）」という表示があります。これは添加物の欄の最初に書かれています。添加物は、使用量の多い順に書くので、それだけたくさんの調味料（アミノ酸等）が使われているということです。

調味料（アミノ酸等）は、L－グルタミン酸Na（ナトリウム）をメインにしたものです。「確か、それって『味の素』の成分？」と思う人も多いはず。その通りです。L－グルタミン酸Naは、もともと昆布にふくまれるうまみ成分で、毒性はそれほどありません。しかし、**添加物として純粋なL－グルタミン酸Naが大量に使われると、それを人間の消化管がうまく処理できなくなり、過敏症のような症状が出ることがあります。**これを、《中華料理店症候群》といいます。

１９６８年に、アメリカのボストン近郊の中華料理店で、L－グルタミン酸Naが大量に入ったワンタンスープを飲んだ人たちが、顔面や首、腕にかけてしびれ感や灼熱感、動悸、めまいなどを起こし、この症状が中華料理店症候群と名付けられたのです。

すべての人がなるわけではありませんが、敏感な人は症状が現われます。

おにぎりのなかでも「明太子」と「焼たらこ」はとくに人気がありますが、おすすめできません。発色剤の亜硝酸Naが添加されているからです。亜硝酸Naは、魚卵や肉に多くふくまれるアミンという物質と化学反応をおこして、ニトロソアミンという発がん性物質に変化します。

なお、セブン‐イレブンの明太子やたらこのおにぎりには、亜硝酸Naは添加されていません。

コンビニおにぎりのなかでは、「紅鮭」、「梅干し」、「わかめ」などは、添加物が比較的少ないほうです。どうしても食べたい人はそれらを選んでください。

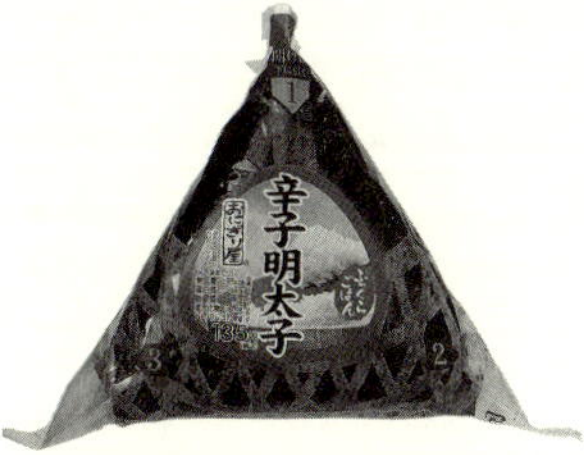

[食品原料] 塩飯、辛子明太子、海苔

[添加物] 調味料（アミノ酸等）、pH 調整剤、酸化防止剤（V・C）、乳酸 Ca、香辛料、カロチノイド色素、モナスカス色素、発色剤（亜硝酸 Na）

[アレルギー表示] 原材料の一部に小麦、大豆を含む

手巻き寿司

なかの具には着色料が！

おにぎりコーナーの隣には、手巻き寿司が売られています。丸い棒状になっていて、ご飯のなかに「ねぎとろ」や「納豆」などが入っています。「おにぎりより、手巻き寿司のほうが好き」という人もいるでしょう。

しかし、なかの具の保存性を高めたり、味付けをしたり、着色したりということで、多くの添加物が使われています。

とくに問題なのは、着色料です。合成のタール色素（赤色102号など）は使われていませんが、天然系のコチニール色素やクチナシ色素などが使われています。

コチニール色素は、南米に生息するカイガラムシ科のエンジ虫という昆虫を乾燥させて、お湯または温めたエチルアルコールで抽出したものです。別名、カルミン酸、カルミン酸色素ともいいます。

コチニール色素を3％混ぜたえさをラット（実験用白ネズミ）に13週間食べさせた実験では、コレステロールや中性脂肪がふえました。つまり、動脈硬化になりやすくなったということです。

また、クチナシ色素は、青、赤、黄の3種類ありますが、**クチナシ黄色素の場合、ラットに大量に口からあたえた実験では、下痢をおこし、肝臓が出血して、それにともなう肝細胞の変性と壊死が見られました。**クチナシ黄色素にふくまれるゲニポシドという物質が腸のなかで変化して、こうした害を起こしたと考えられています。

このほか、調味料（アミノ酸等）、pH調整剤、増粘多糖類（天然添加物の一種で、食品に粘りをもたせる）などが使われています。

なお「納豆巻」は、「ねぎとろ巻」に比べれば添加物が少ないので、「手巻き寿司がどうしても食べたい」という人は、添加物の少ないものを選んでください。

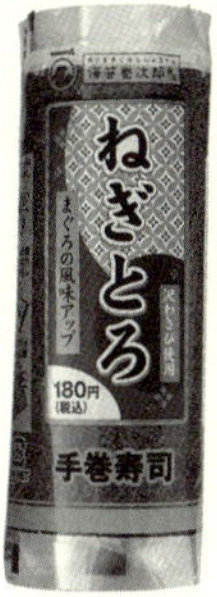

［食品原料］ 昆布だし酢飯、まぐろ、醤油だれ、ねぎ、海苔、わさび

［添加物］ 調味料（アミノ酸等）、酸味料、pH 調整剤、酢酸 Na、酒精、トウガラシ抽出物、酸化防止剤（V・C、V・E）、増粘多糖類、コチニール色素、紅麹色素、クチナシ色素、香料

［アレルギー表示］ 原材料の一部に小麦を含む

弁当（ハンバーグ＆唐揚げなど）

30種類もの添加物！

「コンビニ弁当は体によくなさそう」と、多くの人が感じているようです。何人かの知り合いから、そうした声を耳にしました。それでも、「安くて、便利！」ということで、コンビニ弁当はひじょうに売れています。

コンビニ弁当は、ハンバーグ弁当や焼肉弁当、しゃけ弁当など実に多くの種類がありますが、共通していえることは、添加物がひじょうに多いことです。表示された添加物だけでも、なんと30種類近い商品もありました。

「なぜ、添加物が多くなってしまうの？」と、疑問に思う人もいるでしょう。それは、**1つ1つの具材（おかず）に調味料やpH調整剤、酸味料、着色料などが使われているため、全部の具材に使われている添加物を足すと、何十種類にもなってしまう**からなのです。

「でも、最近のコンビニ弁当は、保存料や合成着色料は使われていないのでは？」と反論する人もいると思います。

確かにそうなのですが、実は保存料の代わりにpH調整剤や酸味料が大量に使われているのです。ご飯やおかずは時間がたてば必ず腐っていきます。それを防ぐために、これらの添加物が必要なのです。

pH調整剤は、クエン酸や酢酸Na、乳酸などの「酸」が多く、お酢の成分である酢酸でわかるように酸には殺菌力があるため、保存料の代わりになるのです。酸味料は、文字通り「酸」ですから、同様に保存の効果があります。

このほか、調味料（有機酸）は、クエン酸Ca（カルシウム）や乳酸Naなどがありますが、味付けをするとともに、「酸」なので保存性を高める働きもあり、一石二鳥です。

ちなみに、私はこれまでコンビニ弁当をいくつも試食しましたが、いつも口や胃が刺激され、翌日には、胃に鈍痛を感じました。多くの添加物の影響と考えられます。

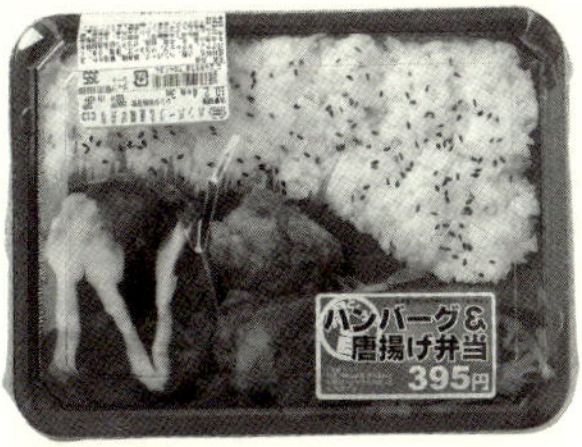

[食品原料] ご飯、ハンバーグ、鶏唐揚、スパゲティ、卵焼、ソース、マヨネーズ、たくあん、ごま

[添加物] 調味料（有機酸等）、甘味料（カンゾウ、ステビア）、酸味料、増粘剤（キサンタン）、膨張剤、ソルビトール、グリシン、pH 調整剤、酒精、酸化防止剤（ビタミンC）、着色料（クチナシ、カラメル色素）、香辛料

[アレルギー表示] 小麦、乳成分、大豆、牛肉、豚肉、ゼラチン由来原材料を含む

弁当（幕の内など）

使っている油が気になる

コンビニ弁当のご飯を食べて、「なんか油っぽい！」と感じたことはありませんか？

それもそのはずで、おにぎりと同様にご飯に植物油が混ぜられているのです。やはり、製造機械にご飯が付着するのを防いだり、保湿や保存性を高めるためです。表示はされていません。

それから、幕の内弁当にしても、海苔弁当にしても、フライや天ぷらなどの揚げ物がたくさん入っています。**おにぎり同様、知らないうちに油をとってしまう**ことになります。

「油は酸化していないの？」と不安を感じる人もいるはず。そうなのです。高温で揚げてあるので、油が酸化して、有害な過酸化脂質ができている可能性があるのです。そのため、人によってはお腹をこわすことがあります。

精肉店や天ぷら店で、コロッケや天ぷらを揚げているのを見たことがあるでしょうか。たいてい油が黒くなっています。何度も揚げるのをくり返しているので、油が酸化して、あのような色になってしまうのです。コンビニ弁当を作っている工場でも、おそらく似たような状況だと思います。

コンビニ弁当のフライや天ぷらの油は、たいていジトーッとしています。新しい油で揚げると、カラッとでき上がるのですが、おそらく何度も使っている油で揚げるので、そうなってしまうのでしょう。

また、ウィンナーソーセージやハムが入った弁当がありますが、これらには、発色剤の亜硝酸Naが添加されています。前にも書いたように、亜硝酸Naは、肉や魚卵などにふくまれるアミンと結びついて、発がん性の強いニトロソアミンになることがわかっているので、注意が必要です。

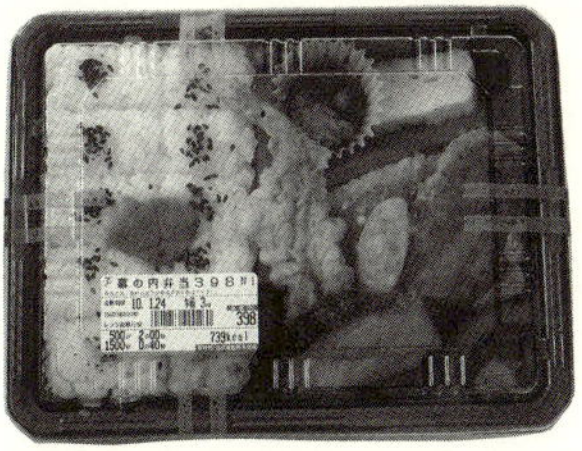

[食品原料] 御飯、たれ付きハンバーグ、ソース付きコロッケ、焼鮭、海老天、厚焼玉子、グリンピース入りひじき煮、ポークウィンナー、漬物、調味梅干、ごま

[添加物] 調味料（アミノ酸等）、pH 調整剤、グリシン、酸味料、酸化防止剤（V・E）、カラメル色素、クチナシ色素、ベニコウジ色素、野菜色素、増粘剤（加工澱粉）、膨張剤、豆腐用凝固剤、発色剤（亜硝酸 Na）、酒精、微粒二酸化ケイ素

[アレルギー表示] 原材料の一部に小麦、乳成分、大豆、牛肉、鶏肉、りんご、さば、ゼラチンを含む

おでん（ウィンナー巻、ベーコン串など）

自己判断が試される食品

「コンビニのおでんは大丈夫なのかな？」と思っている人は少なくないようです。

まず、ずーっとふたを開けっ放しにしていることが気になります。当然ながら店内のほこり、人のつば、虫などもつゆのなかに入ってしまいます。

セブン-イレブンは「8時間ごとにつゆを交換している。交換の際には、容器を洗浄している」、ファミリーマートは「1日に1～2回は鍋の清掃をするので、その際につゆを交換している」とのことですが、最低8時間は同じつゆを使っているわけで、つゆの汚染は避けられないでしょう。なお、ローソンは「つゆの交換については、教えられない」と、つれない態度。

また、つゆや具材に使われている添加物も気になるところですが、表示されていないのでわかりません。

しかし、**ウィンナー巻やあらびきソーセージ、ベーコン串には、間違いなく危険性の高い発色剤の亜硝酸Naが添加されています。**このほか、さつま揚げ、ちくわ、はんぺん、ごぼう巻、つみれなどには、調味料（アミノ酸等）が間違いなく使われています。

保存料が使われていないのか、気になるところですが、「つゆには、調味料としてアミノ酸等を使っている」（セブン-イレブン）とのことで、保存料は使われていませんでした。具材も、調味料（アミノ酸等）、pH調整剤、酸化防止剤などは使われていましたが、保存料は使われていませんでした。

このほか、「つゆも具材も、合成着色料、合成保存料、合成甘味料、天然保存料、天然甘味料は使っていない」（ファミリーマート）、「つゆもちくわやごぼう巻などのねりものも、保存料は使っていない」（ローソン）とのこと。「それなら食べよう」と思うか、「やっぱり止めよう」と思うかは、個人の判断にお任せします。

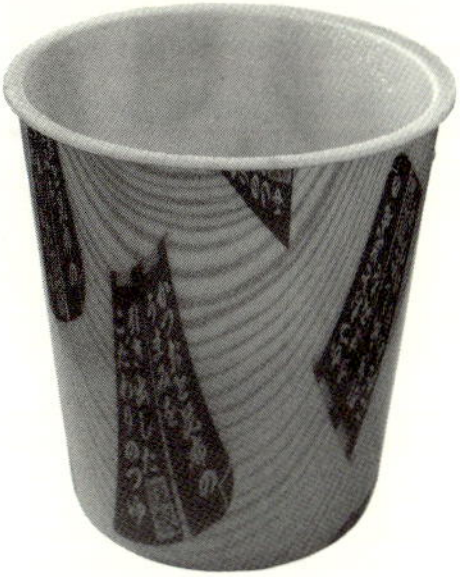

[食品原料] ばら売りなので表示されていない

[添加物] 上に同じく

[アレルギー表示] 容器やホームページに具材ごとに表示

パスタ

ソースには危険が潜んでいる

女性に人気のパスタ。「コンビニでは、お弁当よりもパスタをよく買う」という人も多いでしょう。ミートソース、ナポリタン、明太子パスタなど多くの種類が売られています。しかし、どれも添加物が多いのでおすすめできません。

いずれのコンビニのパスタにも、調味料（アミノ酸等）、増粘剤、着色料、香料などが使われています。いろんなパスタソースが使われていますが、それに添加されているのです。

また、ナポリタンなどには、ハムやベーコン、ウィンナーソーセージが使われていて、それらには発色剤の亜硝酸Naが添加されています。肉が黒ずむのを防ぐために添加されていますが、亜硝酸Naは毒性が強く、肉などにふくまれるアミンという物質と結合して、ニトロソアミンという強力な発がん性物質に変化することがわかっています。

「明太子やたらこのパスタが大好き！」という人は多いと思いますが、残念ながらこれらもおすすめできません。明太子やたらこが変色するのを防ぐために、亜硝酸Naが添加されているからです。**魚卵にはアミンがたくさんふくまれているので、それだけニトロソアミンができやすい**のです。

そのため、ハムやウィンナーソーセージに比べて、亜硝酸Naの添加量は10分の1以下に制限されています。しかし、それでもニトロソアミンは微量ながらできる可能性があるので、できれば食べないほうが無難です。

コンビニのパスタを食べたいという場合は、できるだけ添加物の少ない製品で、ハムやベーコン、ウィンナーソーセージ、明太子、たらこなどを使っていないものを選びましょう。なかなか、ないかもしれませんが……。

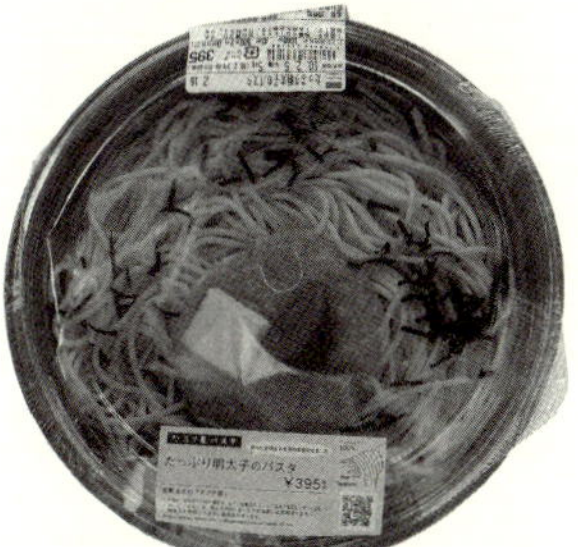

[食品原料] スパゲティ、明太子ソース、バター、海苔

[添加物] 調味料（アミノ酸等）、pH調整剤、グリシン、乳化剤、酒精、糊料（増粘多糖類、加工デンプン）、酸化防止剤（V・C）、紅麹色素、発色剤（亜硝酸Na）、香辛料抽出物、グリセリンエステル、酵素

[アレルギー表示] 原材料一部に小麦、卵、大豆、鶏肉、ゼラチンを含む

インスタントラーメン

何が使われているかわからない？

「インスタントラーメンは、どうしてこんなに添加物が多いの？」と誰もが思っているでしょう。かんすい、調味料（アミノ酸等）、カラメル色素、増粘多糖類、酸味料、酸化防止剤（ビタミンE）、炭酸Caなど、これらは全部添加物です。

かんすいは、ラーメン独特のにおいや色を出すためにめんに添加されます。炭酸Caや炭酸Naなどを混ぜ合わせたものです。毒性は強くありませんが、めんを食べた際に口のなかに違和感を覚えたり、胸焼けをおこすことがあります。

カラメル色素は、デンプンや糖蜜を熱処理して得られたものと、デンプンや糖蜜に亜硫酸化合物やアンモニア化合物を加えて熱処理して得られたものがありますが、どちらも「カラメル色素」という表示でよいのです。「それっておかしい」と思う人もいるでしょうが、そういう規則なのです。**化合物を加えて作ったものは、変異原性（細菌に突然変異を起こしたり、染色体異常をもたらす毒性）が認められています。**

増粘多糖類は、樹木、海藻、豆、細菌などから抽出された粘性のある多糖類で、数多くの食品にトロミや粘性をもたせるために添加されています。

1品目だけを添加した場合は、具体的な物質名が表示されますが、2品目以上を添加した場合、「増粘多糖類」という表示でよいことになっていて、何が使われているのかわかりません。これもおかしな話です。

増粘多糖類は、比較的安全性の高いものが多いのですが、カラギーナン（がん促進作用が認められた）やトラガントガム（発がん性の疑い）、ファーセレラン（催奇形性の疑い）など安全とはいえないものもあるので、不安な面があります。

インスタントラーメンのめんはふつう油で揚げられていて、時間がたつと有害な過酸化脂質ができます。そのため「食べたら下痢をした」ということがおこるのです。

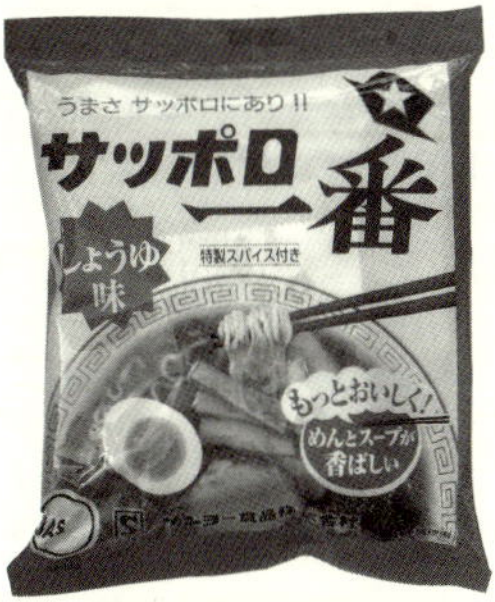

［食品原料］ 油揚げめん（小麦粉、ラード、澱粉、植物油脂、醤油、食塩）、食塩、糖類、香辛料、醤油、葱、チキンエキス、植物油脂

［添加物］ 調味料（アミノ酸等）、炭酸カルシウム、カラメル色素、増粘多糖類、かんすい、酸化防止剤（ビタミンE）、酸味料、ビタミンB_2、ビタミンB_1

［アレルギー表示］ 原材料の一部に豚肉を含む

カップラーメン（油揚げめんタイプ）

単体で13種もの添加物！

左のページにあるのは、「カップヌードル」の食品原料と添加物を示したものです。「なんて添加物が多いんだ」とビックリする人もいるはず。表示されているものだけでも、13種類もあるのです。これは「カップヌードル」にかぎったことではなく、ほかのメーカーのカップラーメンでも同様です。

油揚げめんタイプでまず問題なのは、めんを油で揚げているため、長期間保存しておくと、油が酸化して過酸化脂質が増えてしまうことです。ふたを開けると、プーンと鼻をつく油のにおいがしますが、すでに過酸化脂質ができていると考えられます。**過酸化脂質は有害で、ネズミに大量に食べさせると、なんと死んでしまいます。**人間が食べた場合、気持ちが悪くなったり、下痢をしたりします。

そこで、酸化防止剤のビタミンEを添加して、油の酸化を防いでいるのですが、完全に防ぐことはできません。

次に、添加物の影響も心配されます。調味料（アミノ酸等）は、「味の素」の主成分であるL－グルタミン酸Naをメインにしたものですが、大量に摂取すると、人によっては、顔面から首や腕にかけての灼熱感やしびれ感、さらに動悸やめまい、全身のだるさなどを感じることがあります。

かんすいやカラメル色素については、前の「インスタントラーメン」の項で詳しく書いてあります。こうした多くの添加物と過酸化脂質が、胃や腸を刺激するのですから、「お腹の調子が悪くなる」という人がいてもおかしくないのです。

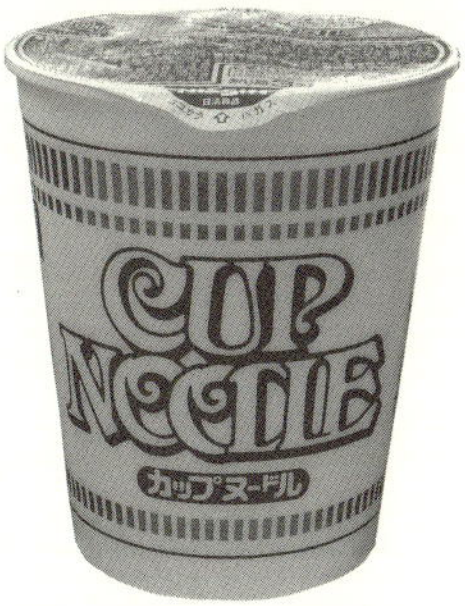

[食品原料] 味付け油揚げめん(小麦粉、植物油脂、でん粉、食塩、チキンエキス、醤油、ポークエキス、動物油脂［豚、鶏］、糖類、デキストリン、香辛料、たん白加水分解物、野菜エキス、乳たん白)、味付豚肉、味付卵、味付えび、乳糖、食塩、ねぎ、醤油、たん白加水分解物、香辛料、デキストリン、ポークエキス、野菜エキス、チキンエキス、植物油脂

[添加物] 調味料（アミノ酸等)、炭酸Ca、かんすい、カラメル色素、増粘多糖類、酸化防止剤(ビタミンE)、カロチノイド色素、香辛料抽出物、ビタミンB_2、ビタミンB_1、スモークフレーバー、酸味料、香料

[アレルギー表示] 小麦、卵、乳成分、えび、豚肉、鶏肉、大豆

カップラーメン（ノンフライタイプ）

実は胃が刺激されているかも？

「ノンフライタイプのカップラーメンはどうなの？」という人もいるでしょう。「麺達」（日清食品）や「究麺」（明星食品）などが代表的です。

これらのカップラーメンを試食してみましたが、油で揚げていないので、油臭さがないため、何とか完食することができました。しかし、食べたあと胃が刺激されて、重苦しいような状態になりました。

ノンフライなので、有害な過酸化脂質が、油揚げめんに比べてできにくいと考えられます。しかし、「カップヌードル」と同様に調味料（アミノ酸等）、カラメル色素、かんすい、増粘多糖類などたくさんの添加物が使われています。

増粘多糖類は、樹木、海藻、豆、細菌などから抽出された粘性のある多糖類で、トロミや粘性をもたせるために添加されています。前に書きましたが、**1品目を添加した場合は、具体的な物質名が表示されるのですが、2品目以上添加した場合、「増粘多糖類」という表示でよいことになっていて、何が使われているのかわかりません。**

「それって変」と思う人もいるでしょう。その通りで、厚生労働省が業界のそうした要望を受け入れているようです。

増粘多糖類は、比較的安全性の高いものが多いのですが、カラギーナン（がん促進作用）やトラガントガム（発がん性の疑い）など、危険性のあるものもあります。

食品原料も、チキンエキスやポテトパウダーなど加工度が高いものが多いので、それらが添加物とともに胃や腸の粘膜を刺激しないのかも不安を感じます。

また、容器が発泡スチロールでできているので、熱いお湯を注ぐと、発がん性のあるスチレンが微量とはいえ溶け出すという問題もあります。

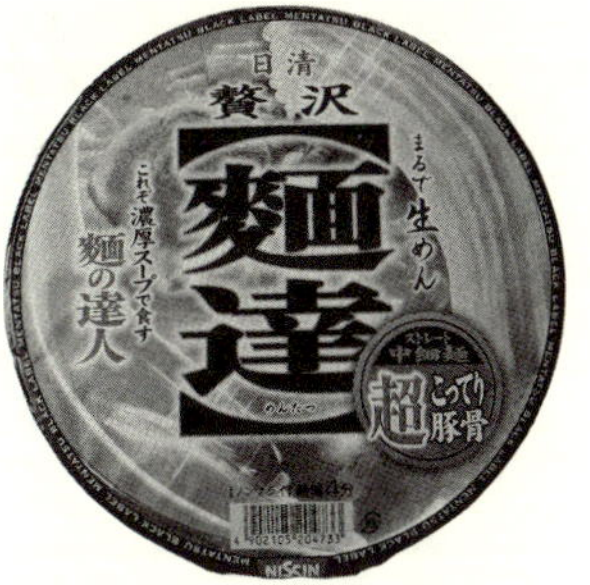

［食品原料］ 味付けめん（小麦粉、でん粉、食塩、植物油脂、植物性たん白、大豆食物繊維、チキンエキス、デキストリン）、ポークエキス、動物油脂（豚、鶏）、醤油、食塩、焼豚、糖類、デキストリン、ゼラチン、味付メンマ、ポテトパウダー、ねぎ、小麦粉、酵母エキス、香辛料、植物油脂、乳糖、たん白加水分解物

［添加物］ 調味料（アミノ酸等）、増粘多糖類、酒精、かんすい、炭酸Ca、乳化剤、焼成Ca、カロチノイド色素、酸化防止剤（ビタミンE）、香料、酸味料、ビタミンB_2、ビタミンB_1、カラメル色素、香辛料抽出物

［アレルギー表示］ 小麦、卵、乳成分、豚肉、鶏肉、大豆

カップうどん・そば

カラメル色素は問題！

「じゃあ、カップうどんやそばはどうなの？」と思っている人もいるでしょう。「うどんやそばなら大丈夫」といいたいところなのですが、そうはいえないのです。ラーメン同様、めんが油で揚げられていて、添加物もひじょうに多いからです。

カップうどんやそばのふたを開けると、これもプーンと油のにおいがします。めんが油で揚げられているからで、おそらく有害な過酸化脂質ができていると考えられます。さらに、油揚げが入っている製品は、その油の酸化もおこっていると考えられます。

こうした油の酸化を防ぐために、酸化防止剤のビタミンEを添加していますが、その効果は大きくないので、酸化を防ぐことは困難です。

カップラーメンと違って「かんすい」は使われていませんが、調味料（アミノ酸等）がたっぷり使われています。また、リン酸塩（Na）も使われています。**リン酸はたくさんとりすぎると、カルシウムの吸収が悪くなって、骨がもろくなる**という心配があります。

そのため、セブン-イレブンでは、「オリジナルのサンドイッチ類に使用しているハム・ソーセージ類には、『リン酸塩』を一切添加していません」と、ホームページで明言しています。

さらに、カラメル色素や増粘多糖類も添加されています。カラメル色素は、「インスタントラーメン」の項で書いたように、デンプンや糖蜜を熱処理して得られたものと、デンプンや糖蜜に亜硫酸化合物やアンモニア化合物を加えて熱処理して得られたものがあります。

しかし、どれを使っても「カラメル色素」という表示でよいので、何を使っているのか消費者にはわかりません。化合物を加えて作ったものは、変異原性（細菌を突然変異させたり、染色体異常を起こす）が認められています。

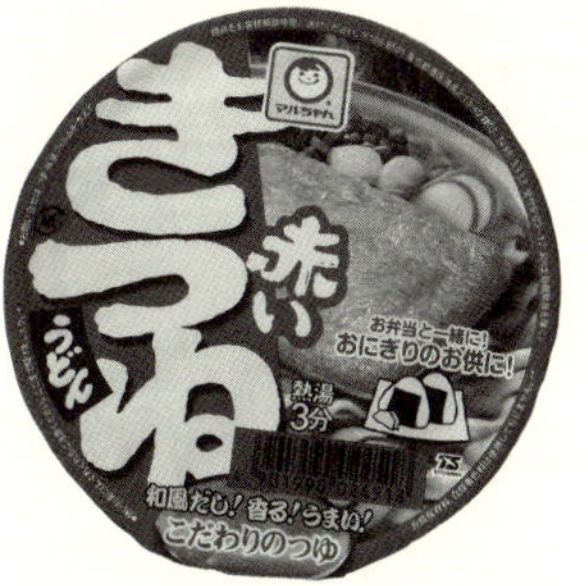

［食品原料］ 油揚げめん（小麦粉、植物油脂、でん粉、食塩、植物性たん白）、味付油揚げ、食塩、醤油、たまご、かまぼこ、粉末かつおぶし、たん白加水分解物、粉末こんぶ、ねぎ、砂糖、香辛料、植物油脂

［添加物］ 調味料（アミノ酸等）、リン酸塩（Na）、炭酸カルシウム、カラメル色素、レシチン、増粘多糖類、酸化防止剤（ビタミンE）、紅麹色素、ビタミンB_2、ビタミンB_1、カロチン色素

［アレルギー表示］ 卵、乳、小麦、ゼラチン、大豆、さば。原材料の一部に乳成分、さば、ゼラチンを含む

サンドイッチ

粘膜を刺激する添加物が多く使われている！

「コンビニのサンドイッチを食べると、気持ち悪くなる」という人もいるのではないでしょうか？　ハムサンド、タマゴサンド、ツナサンドなどいろいろありますが、どれも多くの添加物が使われていて、それが口や胃の粘膜を刺激するからです。

パンの製造にはふつうイーストフードが使われます。イーストフードはパンをふっくらと焼き上げるためのもので、5品目程度の合成添加物を合わせたものです。

乳化剤は、水と油など混じりにくいものを混ぜ合わせるためのもので、**プロピレングリコール脂肪酸エステルとポリソルベートは、安全性に問題があります**（「缶コーヒー」の項参照）。

「サンドイッチはハムを使ったものが多い」と感じるはず。ハムには、発色剤の亜硝酸Naが添加されています。亜硝酸Naは、毒性が強く、食肉にふくまれるアミンという物質と結びついて、ニトロソアミンという強い発がん性物質に変化します。

クチナシ色素は、クチナシの実から抽出された色素で、青、赤、黄があります。いずれも「クチナシ色素」と表示されるので、どれが使われているのかわかりにくい面があります。青と赤はほとんど問題ないのですが、黄の場合、ラットに体重1kgあたり0・8〜5gを口からあたえた実験では、下痢をおこし、また肝臓が出血し、肝細胞の変性と壊死が見られました。

アルギン酸エステル（アルギン酸プロピレングリコールエステル）とキサンタン（キサンタンガム）は、増粘剤です。キサンタンは問題となるデータは見当たりません。アルギン酸エステルは、プロピレングリコールとアルギン酸を結合させたもので、多少不安が残ります。

ハムを使っていないものでも、調味料（アミノ酸等）、pH調整剤、着色料、香料、乳化剤など多くの添加物が使われています。

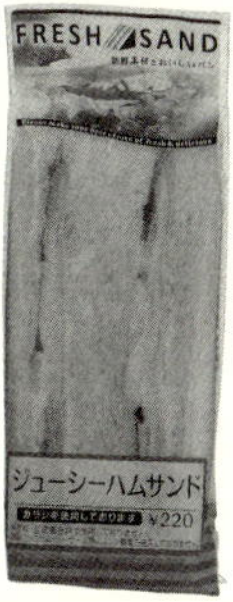

［食品原料］ パン、ポークハム、胡瓜、レモンフレンチソース、からしマヨネーズ

［添加物］ 調味料（アミノ酸）、乳化剤、酸化防止剤（V・C）、香辛料、クチナシ色素、糊料（アルギン酸エステル、キサンタン）、発色剤（亜硝酸Na）、V・C

［アレルギー表示］ 原材料の一部に乳成分、大豆、りんごを含む

食パン

山崎製パンの企業姿勢に疑問符

食パンといっても、すべてが「買ってはいけない」わけではありません。山崎製パンの角型食パンが「いけない」のです。つまり「超芳醇　特撰」「超芳醇」「サンロイヤル　ファインアローマ」「ランチパック」などです。

なぜかというと、危険な臭素酸カリウムが添加されているからです。袋にも「本製品は品質改善と風味の向上のため臭素酸カリウムを使用しております」と、はっきり表示されています。

臭素酸カリウムは、小麦粉改良剤といわれるもので、パン生地に添加すると、グルテンの化学構造を変えて、いっそう粘り強くします。そのため、弾力性のあるきめの細かいパンができるといわれています。ほかのパンメーカーでは、ビタミンCを小麦粉改良剤に使っています。

しかし、**臭素酸カリウムは、動物実験で発がん性のあることがわかっている**のです。ですから、ほかのパンメーカーは使っていません。山崎製パンだけが使っているのです。

同社では、「添加する臭素酸カリウムは微量であり、パンを焼成する過程で分解されてしまうので、安全性に問題はない」といっています。

しかし、同社が全国にある20以上の工場で製造する角型食パンは、膨大な量に上り、それらがすべて、臭素酸カリウムが分解されているのかどうかは、わからない面があります。また、人間は必ずミスをしますし、器械も故障したりするので、焼成が不十分になって、臭素酸カリウムが残留してしまう可能性もあります。

そもそもパンを作るのに絶対必要というわけではない危険な臭素酸カリウムを、あえて製品に添加するという企業姿勢が問題です。「分解してしまうなら、いいんじゃない」と思いますか？　それとも「そんなパンは食べたくない」と思いますか？

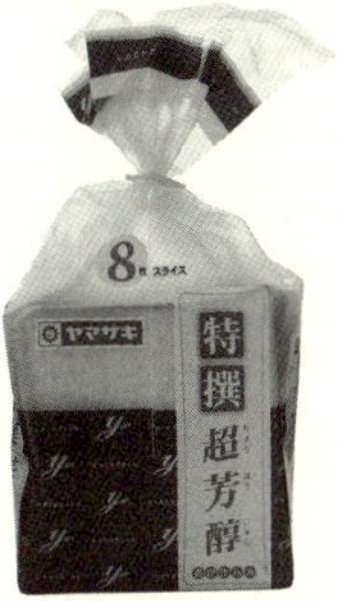

[食品原料] 小麦粉、糖類、マーガリン、パン酵母、バター、食塩、脱脂粉乳、発酵種、植物油脂

[添加物] 乳化剤、イーストフード、V・C、臭素酸カリウム

[アレルギー表示] 原材料の一部に大豆を含む

総菜パン（コロッケパン・ホットドッグなど）

パンも中身も問題あり

各コンビニには、それぞれのオリジナル総菜パンがずらりと並んでいます。パンメーカーに委託して、独自の総菜パンを製造してもらい、陳列しているのです。

総菜パンには、コロッケやソーセージなどが挟んであって「おいしそう！」と感じる人も多いと思いますが、原材料名を見ると、添加物の多さに驚かされます。

そのため、食べた際に口のなかに刺激を感じたり、べたついたりします。また、胃が刺激されて、重い感じや張るような感じになることがあります。

「どうして、総菜パンには添加物が多いの？」と思う人もいるでしょう。まず、パンを製造する際に、イーストフードや乳化剤、pH調整剤、ビタミンCなどの添加物が使われます。

イーストフードは、パン酵母と一緒に使われるものですが、いわば合成添加物の塊であり、パンが膨れやすくなります。ちなみに、イーストフードを使ったパンは、大きいばかりで、パサパサしていておいしくありません。

乳化剤は、水と油を混じりやすくします。pH調整剤は、クエン酸や乳酸などたくさんの種類があり、保存性を高めます。ビタミンCは小麦粉改良剤として使われ、パン生地の弾力性を高めるなどの働きをします。

さらに、パンに挟んだ具材に多くの添加物が使われています。ウィンナーソーセージやハムが挟んであった場合、それらには調味料（アミノ酸等）、リン酸塩（Na）、保存料（ソルビン酸）、カゼインNa、酸化防止剤（ビタミンC）、発色剤（亜硝酸Na）などが使われています。

こうして添加物の数がひじょうに多くなってしまい、それを食べた場合に、口のなかや胃などが添加物によって刺激を受けるわけです。

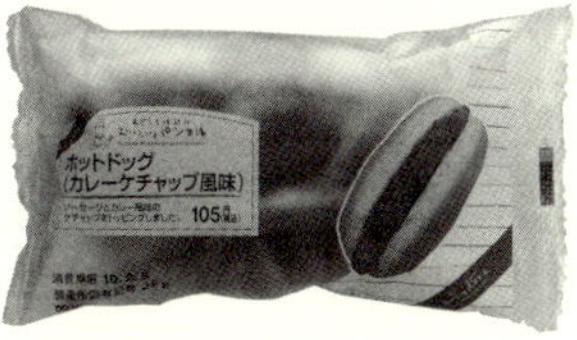

［食品原料］ パン・ウィンナーソーセージ・カレーケチャップソース

［添加物］ 乳化剤、調味料（アミノ酸等）、リン酸塩（Na）、pH調整剤、増粘剤（ペクチン、アルギン酸エステル）、酢酸Na、保存料（ソルビン酸）、イーストフード、着色料（カラメル）、カゼインNa、酸化防止剤（ビタミンC）、ビタミンC、発色剤（亜硝酸Na）

［アレルギー表示］ 原材料一部に卵、小麦、乳成分、大豆、鶏、豚、りんごを含む

菓子パン（ピーナッツパン・クリームパンなど）

骨がもろくなる？

菓子パンのなかには、ピーナッツバターやクリームなどの入ったものがあります。「甘くておいしいので、よく食べている」という人も多いと思いますが、残念ながらおすすめできません。これらの菓子パンにも総菜パンと同様にたくさんの添加物が使われていて、口や胃などが刺激されます。

これらのパンには、保存料のソルビン酸が使われています。ピーナッツバターやクリームの保存のためです。しかし、マウスに体重1kgあたりソルビン酸0・04gを17ヶ月間投与した実験では、体重の増え方が鈍って、肝臓、腎臓、精巣が小さくなりました。

さらに、ソルビン酸を落花生油または水に溶かして、ラットに皮下注射した実験では、注射部位にがんが発生しました。「それって、発がん性があるってこと？」と思う人もいるでしょう。注射なので「発がん性あり」という結論は出ていません。

リン酸塩（Na）は、ひじょうに多くの食品に使われていて、たくさんとりすぎると、カルシウムの吸収が悪くなり、骨がもろくなってしまう可能性があります。

甘味料のスクラロースは、1999年に認可された新しい添加物で、砂糖の600倍の甘味があります。実はスクラロースは、有機塩素化合物の一種で、自然界に存在せず、ひじょうに分解されにくいため、人間が摂取した場合も、体内で分解されないと見られ、細胞や遺伝子などへの影響が心配されます。

菓子パンは、ほかに生クリーム、チーズ、マーガリン、ジャム、チョコレートなどが入ったものもありますが、**いずれも調味料、乳化剤、着色料、pH調整剤、増粘剤など多くの添加物をふくんでいる**ので、おすすめできません。ただし、あんぱんには、添加物はほとんどふくまれていません。

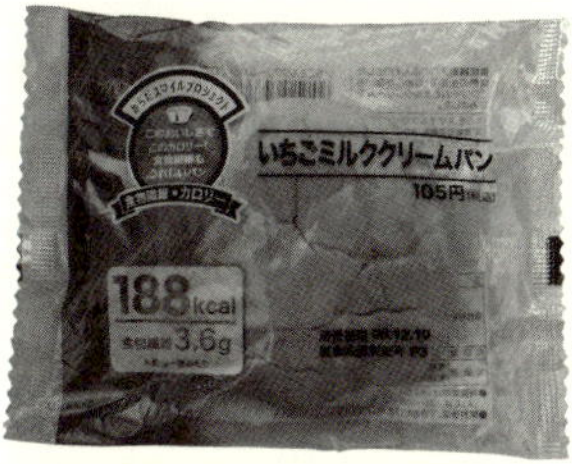

[食品原料] 小麦粉、いちごフラワーペースト、ミルクフラワーペースト、食物繊維、糖類、マーガリン、乳等を主原料とする食品、卵、パン酵母、加工油脂、小麦たんぱく、醸造酢、食塩、ショートニング

[添加物] グリシン、乳化剤、増粘剤（増粘多糖類、アルギン酸エステル）、香料、保存料（ソルビン酸）、リン酸塩（Na）、酸味料、着色料（紅麹、コチニール、クチナシ、カロチン）、カゼインNa、甘味料（スクラロース）

[アレルギー表示] 原材料の一部に卵、小麦、乳成分、大豆を含む

あんドーナツ

胃が重苦しくなる最大の理由

「小腹が空いたとき、あんドーナツを食べる」という人は少なくないと思います。油とあんと小麦生地が合わさった味が口のなかに広がり、けっこうお腹にたまります。

しかし、残念ながらおすすめできないのです。というのも、有害な物質が多くできている可能性が高く、場合によっては、胃が重苦しくなったり、張ったり、下痢をすることもあるからです。実は私も、これまでに何度もこういう経験をしています。おそらく「私もある」という人もいると思います。なぜでしょうか？

あんドーナツは、ご承知のようにあんの入った小麦生地を油で揚げています。この際に、油が高温になるので、酸化が進んでしまいます。その結果、過酸化脂質ができてしまうのです。

さらに、でき上がったものを袋やパックに入れて、コンビニで陳列されて売られていますが、この期間中にも油が酸化して、過酸化脂質ができていきます。**あんドーナツはたいてい透明の袋に入れられていて、光が入ってくるので、それによっていっそう酸化がすすみ、過酸化脂質ができてしまいます。**

過酸化脂質は有害物質なのです。動物に大量にあたえると死んでしまいます。人間でも、人によっては、胃部不快感や下痢をおこすことがあります。

また、あんドーナツには、膨張剤、乳化剤、香料などの添加物が使われています。それらも、胃や腸などの粘膜を刺激して、胃部不快感や下腹部の鈍痛などをおこす可能性があります。

メーカーには、油の酸化を防ぐ方法を考え、実施してもらいたいです。また、添加物もできるだけ減らして欲しいと思います。

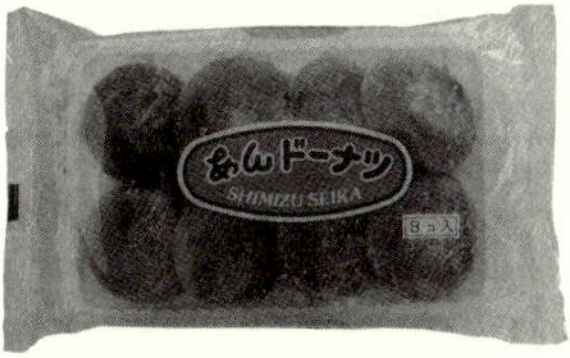

[食品原料] 砂糖、小麦粉、餡、植物油（なたね油、パーム油）、鶏卵、マーガリン、牛乳、ぶどう糖、はちみつ、塩

[添加物] 甘味料（ソルビトール）、膨張剤、乳化剤、香料、レシチン（大豆由来）

[アレルギー表示] なし

ケーキ

危険な粘性物質が使われている可能性

本当に女性はケーキが大好きなようです。これまでに「ケーキが嫌いだ！」という女性に出会ったことがありません。しかし、残念ながらあまりおすすめできないのです。写真は、カップに入ったチーズケーキですが、一目で「添加物が多い」と感じるでしょう。

糊料の増粘多糖類は前に書いたように、樹木や海藻、細菌などから抽出された粘性物質で、トロミをもたせたり、ゼラチン状に固めるために使われます。1品目を添加した場合は具体名が表示されますが、2品目以上添加すると「増粘多糖類」としか表示されず、何が使われているのかわかりません。

増粘多糖類は、全部で30品目程度あって、安全性の高いものも多いのですが、なかには、カラギーナン（がん促進作用が認められた）やトラガントガム（発がん性の疑いがある）、ファーセレラン（催奇形性の疑いがある）など、問題のあるものがあります。

乳化剤は、水と油などを混じりやすくするために添加されるものですが、「大豆由来」とあるので、大豆から抽出された天然系のものでしょう。「それなら安全では？」という人も多いと思いますが、その通りで、ほとんど問題ないと考えられます。

メタリン酸Naは、乳化や粘性を高めるために添加されていると考えられます。メタリン酸Naを10％ふくむえさをラットに1ヶ月食べさせた実験では、発育が悪くなり、腎臓の重量が増加し、尿細管に炎症が認められました。

香料は、合成系のものが100品目程度ありますが、どれが使われても「香料」としか表示されません。なかには、毒性の強いものもあります。甘味料のアスパルテームは、「ガム」の項で詳しく書きますが、安全性の疑わしいものです。

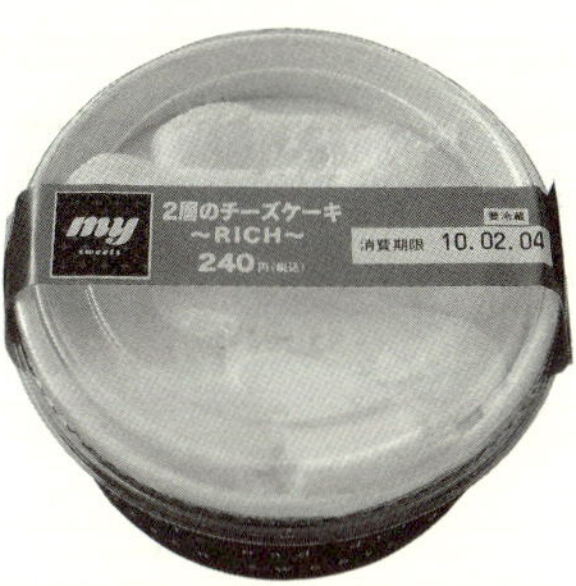

[食品原料] チーズ、乳等を主原料とする食品、砂糖、牛乳、卵、レモン果汁、ナパージュ、ゼラチン、洋酒

[添加物] グリシン、糊料（増粘多糖類）、乳化剤（大豆由来）、メタリン酸Na、香料、pH調整剤、酸味料、甘味料（アスパルテーム・L－フェニルアラニン化合物）、カロチン色素

[アレルギー表示] なし

スコーン・ドーナツ

下痢をおこす危険性が！

いわゆるスコーンやドーナツは、おやつにも、また軽い食事にも便利です。そんなこともあって、コンビニにはいろんなスコーンやドーナツの製品が売られています。

しかし、こうした製品は、ふっくらと仕上げるために膨張剤が使われています。そのほか、コチニール色素などの着色料、香料、乳化剤などが使われています。

膨張剤は、ふつう炭酸水素Na（重曹）をメインとしたベーキングパウダーが使われますが、口に違和感を覚えたり、胸焼けをおこすことがあります。

コチニール色素は、南米に生息するカイガラムシ科のエンジ虫という昆虫を乾燥させて、お湯または温めたエチルアルコールで抽出したものです。別名、カルミン酸、カルミン酸色素ともいいます。

しかし、「手巻き寿司」の項で書きましたが**コチニール色素を3％混ぜたえさをラットに13週間食べさせた実験では、コレステロールや中性脂肪がふえました。これは、動脈硬化になりやすくなる**ということを意味しています。

ドーナツは、油で揚げて、しかもその後、消費者が口にするまで時間がかかるため、揚げ油が酸化して有害な過酸化脂質ができてしまいます。過酸化脂質はひじょうに複雑な化合物です。前述しましたが、強い毒性があり、ネズミにたくさん食べさせると死んでしまいます。

古くなった干物やインスタントラーメンなどを食べて、「ひどい下痢をした」という人は少なくないと思います。それは、過酸化脂質がたくさんできてしまっていたからです。ですから、胃や腸が敏感な人の場合、ドーナツなど油で揚げたものを食べると、お腹が痛くなったり、下痢をすることがあるので注意が必要です。

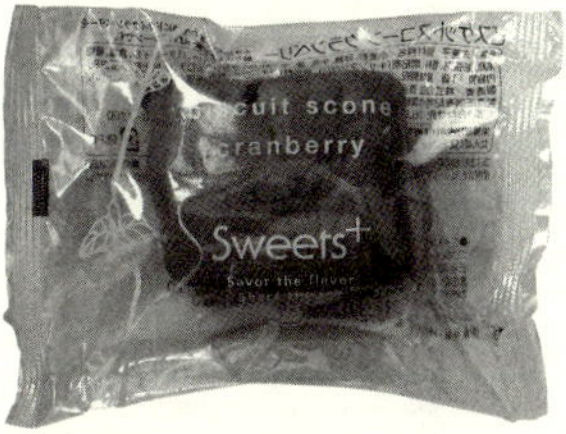

[食品原料] 小麦粉、砂糖、牛乳、卵、マーガリン、クランベリー、バターオイル、食塩、植物油脂

[添加物] 膨張剤、香料、増粘剤（キサンタンガム）、着色料（コチニール、紅麹、カロチン）、乳化剤（大豆由来）

[アレルギー表示] なし

ウィンナーソーセージ

肉がいつまでも黒ずまない謎

「ウィンナーソーセージは便利！」と感じている人は多いでしょう。軽く炒めれば、そのままおかずになりますし、野菜炒めや焼きそば、スパゲティなどいろんな料理に使うことができます。

しかし、おすすめできません。肉が黒ずむのを防ぐために使われている発色剤の亜硝酸Naに問題があるからです。

肉は時間が経過すると、しだいに黒ずんできます。筋肉にふくまれるミオグロビンや血液中のヘモグロビンという赤い色素が酸化して黒くなっていき、「おいしくなさそう」に見えてしまいます。亜硝酸Naは、ミオグロビンなどと結合して酸化を防ぎ、鮮やかな赤い色を保ちます。そのため、時間がたっても肉が黒ずまないのです。

しかし、**亜硝酸Naは毒性が強く**、これまでの中毒事例から、ヒト推定致死量が0・18〜2・5gとされています。「それって、かなりの毒性では？」と思う人もいるはず。その通りで、実は0・18gという値は、**猛毒の青酸カリ（シアン化カリウム）と大差ない**のです。青酸カリのヒト致死量は0・15gだからです。

さらに、肉にはアミンという物質がふくまれていて、それと亜硝酸Naが化学反応を起こすことで、発がん性のあるニトロソアミンという物質ができます。

これまでの検査で、市販の食肉製品からニトロソアミンが見つかっています。また、人間の胃のなかで亜硝酸Naとアミンが反応して、ニトロソアミンができることもあります。したがって、細胞ががん化する危険性があるのです。

また、真っ赤なウィンナーの場合、合成着色料の赤色3号が使われていることがあります。赤色3号をえさに混ぜてラットに食べさせた実験では、甲状腺の腫瘍が増加することがわかっています。人間にも同様な影響が現われる可能性があります。

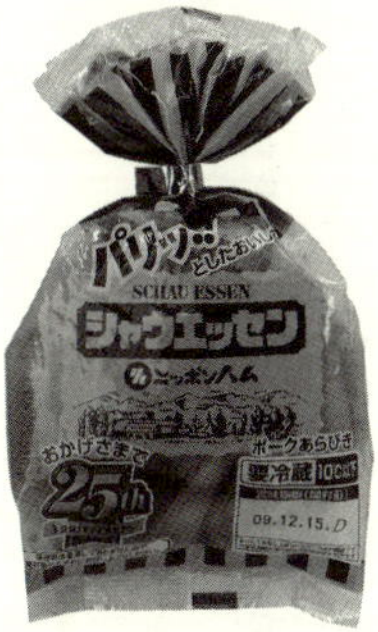

[食品原料] 豚肉、豚脂肪、水あめ、食塩、香辛料、ぶどう糖、砂糖

[添加物] リン酸塩（Na）、調味料（アミノ酸）、酸化防止剤（ビタミンC）、発色剤（亜硝酸Na）

[アレルギー表示] なし

魚肉ソーセージ

あの赤い色にご用心！

「子どものころ、魚肉ソーセージをよく食べていた」という年配の人は多いと思います。私もそうです。昔に比べて、危険性のある添加物の使用は減っていますが、安全性の疑わしい合成着色料を使った製品があるので、注意してください。

魚肉ソーセージの主な原料はほっけやたらなどです。魚肉は、豚肉や牛肉と違って黒ずみにくいため、ウィンナーソーセージと違って、発色剤の亜硝酸Naは使われていません。

しかし、淡い赤色を出すために、タール色素の赤色106号が使われている製品があります。タール色素は、最初コールタールを原料に化学合成されたため、その名がついています。ところが、コールタールに発がん性のあることがわかったため、現在は石油製品を原料に化学合成されています。

現在、タール色素は全部で12品目が食品添加物として使用が認められていますが、**いずれもアゾ結合やキサンテン結合などの独特の化学構造をもっており、こうした化学物質は発がん性や催奇形性（胎児に障害をもたらす毒性）の疑いがある**のです。

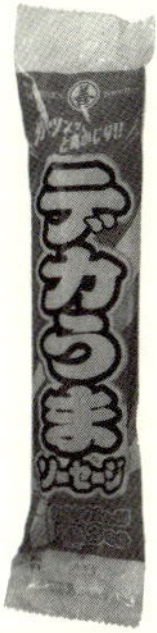

［食品原料］ 魚肉（ほっけ、たちうお、たら、その他）、結着材料（植物性たん白、でん粉、豚ゼラチン）、豚脂、砂糖、食塩、エキス（魚介、野菜、酵母）

［添加物］ 炭酸Ca、調味料（アミノ酸等）、香辛料抽出物、スモークフレーバー、赤色106号

［アレルギー表示］ 原材料の一部に小麦、大豆を含む

赤色106号の場合、動物実験では肝臓に吸収され、胆汁に濃縮されるので、それらの臓器への影響が心配されます。

また、細菌を突然変異させたり、染色体を切断することがわかっています。これは人間の細胞の遺伝子に作用して、がん化させる可能性があるということです。したがって、できるだけとらないようにしたほうがよいのです。

魚肉ソーセージは、いろいろ製品があって、赤色106号を使っていないものもあるので「どうしても食べたい」という人は、そちらを選んでください。なお、保存料のソルビン酸が使われている製品もあるので、避けるようにしてください。

サラミ・ビーフジャーキー

発がんの危険性？

「サラミをチーズの上にのせて食べるのが好き」という人は多いと思います。洋風の居酒屋などでは、定番のメニューになっています。しかし、私はウィンナーソーセージと同じようにサラミを食べる気にはなれません。同様に発色剤の亜硝酸Naが添加されているからです。

亜硝酸Naは毒性が強く、また肉などにふくまれるアミンという物質と結合して、ニトロソアミンという発がん性物質に変化することがわかっています。この物質の発がん性はかなり強いのです。

ドイツでこんな事件がありました。ある大学の化学を専攻する教授が「妻を殺そう！」と、犯罪計画を立てました。その計画とは、奥さんの好物のジャムにニトロソアミンをひそかに混ぜるというもので、実際に行なわれたのです。そして、奥さんはなんと肝臓がんになって、死んでしまったのです。

この「完全犯罪」は成功するかに見えたのですが、警察がジャムに混ぜられていたニトロソアミンを発見し、教授は御用となりました。この事件が示すようにニトロソアミンは、人間にもがんを引き起こすようなのです。

サラミと同様に酒のつまみとして人気のあるビーフジャーキーにも発色剤として亜硝酸Naが添加されています。したがって、同様な危険性があるのです。

さらに、サラミには保存料のソルビン酸K（カリウム）が添加されています。**ソルビン酸Kは、細菌の遺伝子を突然変異させることがわかっていて、人間の細胞をも突然変異させる**心配があります。これは細胞のがん化と関係があります。

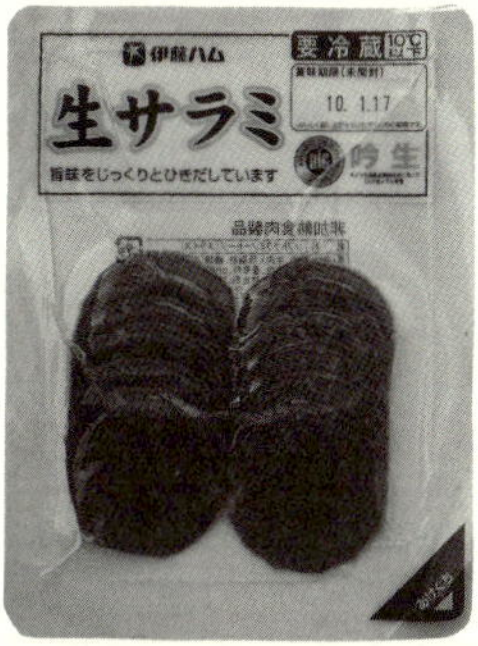

[食品原料] 畜肉（豚肉、牛肉）、豚脂肪、糖類（水あめ、ぶどう糖、砂糖）、食塩、香辛料

[添加物] pH調整剤、調味料（アミノ酸等）、酸化防止剤（エリソルビン酸Na）、保存料（ソルビン酸K）、発色剤（亜硝酸Na）

[アレルギー表示] なし

ハム・ベーコン

便利な食品だが……

ハムは一見便利な食品です。肉に比べて保存性が高く、いろんな料理に使えます。「炒め物や焼きそばやラーメンにも使っている」という人もいるでしょう。しかし、私はあまり食べる気になれません。

その最大の理由は、発色剤の亜硝酸Naが添加されていることです。**亜硝酸Naは、添加物のなかでももっとも危険なものの1つ**なのです。

肉類は、時間が経過するとともに黒ずんできます。赤い筋肉色素のミオグロビンや血色素のヘモグロビンが、酸化して変色するからです。

亜硝酸Naは、それらの色素と結びついて、ニトロソミオグロビンなどを作ります。それらは鮮やかな赤い色で、時間がたっても変化しないので、黒ずみを防いでいつまでもきれいな色を保つことができるのです。

しかし、亜硝酸Naは反応性の高い物質のため、食肉や魚肉、魚卵などに多くふくまれるアミンという物質と胃のなかで反応して、ニトロソアミンという発がん性物質に変化してしまいます。

ニトロソアミンにはいくつか種類があって、その1つのN－ジメチルニトロソアミンの発がん性は強力です。わずか1～5ppm（1ppm＝0・0001％）を飲料水やえさに混ぜて、ラットに食べさせ続けると、肝臓がんや腎臓がんが発生します。亜硝酸塩（亜硝酸Naは、亜硝酸塩の1つ）とアミンを一緒に動物に食べさせた実験では、がんが発生することがわかっています。

コンビニには、亜硝酸Naを使っていないハムやベーコンは残念ながら売られていませんでしたが、スーパーには「信州ハム」の無添加の製品が売られていました。

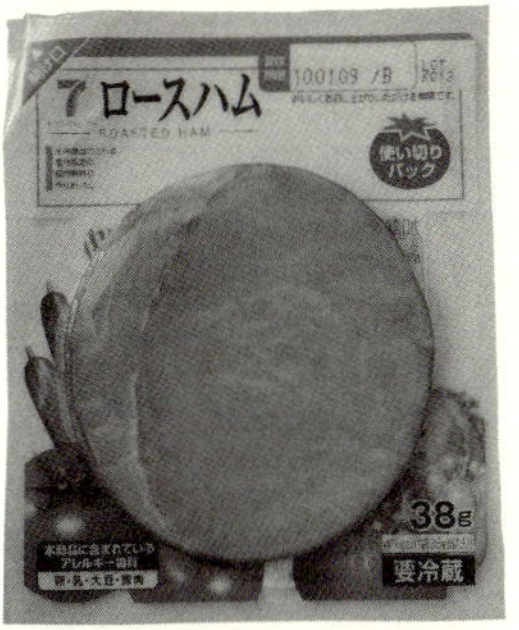

[食品原料] 豚ロース肉、還元水あめ、大豆たん白、食塩、卵たん白、乳たん白、たん白加水分解物（大豆、豚肉を含む）

[添加物] カゼインNa（乳由来）、増粘多糖類、リン酸塩（Na）、調味料（アミノ酸等）、酸化防止剤（ビタミンC）、くん液、発色剤（亜硝酸Na）、カルミン酸色素

[アレルギー表示] なし

イカのくんせい

おすすめできない肴の1つ

「酒のつまみには、イカのくんせいが一番だよ」という人は多いでしょう。確かにビールや日本酒などを飲みながら、イカのくんせいやさきイカなどを食べると、イカ独特の旨味と歯ごたえがあり、お酒がとてもおいしく感じられます。

しかし、イカのくんせいをおすすめすることはできません。というのも、保存料のソルビン酸Kや甘味料のステビアなど、不安を感じさせる添加物が使われているからです。

イカのくんせいは半生のような状態なので、時間が経過すると腐敗するおそれがあります。そこで、保存料が添加されているのです。

また、ステビアは低カロリーなので、糖分を気にする人に「どうぞ、安心して食べてください」ということで使っているようです。

しかし、えさにソルビン酸Kを5％混ぜてラットに食べさせた実験では、体重の増え方が悪くなりました。ソルビン酸Kの影響で食欲が低下したと考えられます。また、ソルビン酸Kは、変異原性（遺伝子に障害をもたらす毒性）があることがわかっています。変異原性と発がん性は密接な関係があります。

一方、ステビアは、南米原産のキク科のステビアの葉から、熱水で抽出し、精製してえられたものです。主な成分は、ステビオシドとレバウジオシド。ちなみに、ステビアの葉は、避妊・不妊作用があるといわれています。

ＥＵ（欧州連合）委員会では、１９９９年、ステビアが体内で代謝してできる物質（ステビオール）が、動物のオス精巣への悪影響があり、繁殖毒性が認められたという理由で、使用を承認できないという結論を出しました。香港やシンガポールでも、使用が認められていません。

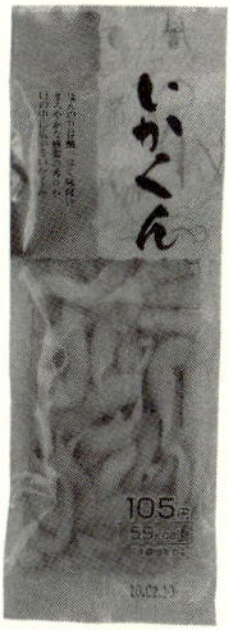

[食品原料] いか、砂糖、食塩、醸造酢、還元水あめ、デキストリン

[添加物] ソルビトール、酸味料、調味料（アミノ酸等）、酒精、リン酸塩（Na）、保存料（ソルビン酸Ｋ）、甘味料（ステビア、カンゾウ）

[アレルギー表示] なし

酢漬けイカ

酒との相性は最悪

昔、駄菓子屋さんで真っ赤に色付けされた酢漬けイカが売られていました。「なつかしいなぁ」と思う人もいるでしょうが、今でもコンビニでこうした食品が売られているのに驚かされます。商品名は「酢づけ足」（なとり）で、なんとも不気味な赤い色をしています。ファミリーマートで売られていました。

酢漬けされたイカを赤く染めているのは、タール色素の赤色102号と黄色4号です。どちらももっともよく使われているタール色素ですが、赤色102号を2％ふくむえさをラットに90日間食べさせた実験では、赤血球の数が減少しました。

また、赤色102号は、人間にジンマシンをおこすことが、皮膚科医によって指摘されています。

黄色4号の場合、それを2％ふくむえさをラットに食べさせた実験で、下痢をおこしました。同様にビーグル犬に食べさせた実験では、胃炎をおこしました。黄色4号もジンマシンをおこすことが指摘されています。

さらに、**タール色素は、いずれもがんを引き起こす可能性があります。**とくに赤色102号と黄色4号は、細胞の遺伝子にからみつきやすい化学構造をしているため、遺伝子を突然変異させて、細胞をがん化させる心配があります。

「酒を飲みながらこの製品を食べたらどうなるの？」と不安に思う人もいるでしょう。まずアルコールと食塩によって胃の粘膜が荒らされ、さらに赤色１０２号と黄色４号が細胞の遺伝子に作用します。毎日食べ続けたら、細胞ががん化する確率は確実に上がるでしょう。

このほか、甘味料のステビアも使われていますが、これは、南米原産のキク科のステビアの葉から抽出されたものです。前の「イカのくんせい」の項で書きましたが、ＥＵなどでは使用が禁止されています。

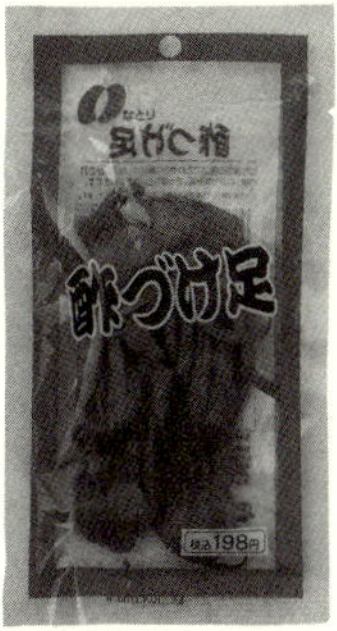

［食品原料］ いか、食酢、砂糖、食塩、レモン果汁、みりん

［添加物］ ソルビトール、調味料（アミノ酸等）、酸味料、甘味料（ステビア、カンゾウ）、香料、着色料（赤102、黄４）、リン酸塩（Na）

［アレルギー表示］ なし

いか明太

胃がんの発生率が高くなる？

あたたかな白いご飯の上に赤い「いか明太」——とてもおいしそうですね。

しかし、私は食べる気になれません。というのも、**明太子に使われている発色剤の亜硝酸Naと、たらこにふくまれるアミンという物質が反応して、発がん性物質のニトロソアミンができる**可能性があるからです。

明太子の原料となるたらこは、時間がたつと酸化して黒ずんでしまいます。そうなると、どんなに味がよくても「何だかまずそう！」ということで、売れなくなってしまいます。そこで、黒ずむのを防ぐために亜硝酸Naが添加されているのです。

しかし、亜硝酸Naは反応性の高い化学物質で、魚卵に多くふくまれるアミンという物質と化学反応をおこして、ニトロソアミンに変化するのです。この反応は、とくに酸性状態の胃のなかで起こりやすいのです。

ニトロソアミンは、発がん性物質としてとても有名です。ちなみに、明太子やたらこなどの塩蔵魚卵をよく食べている人は、胃がんの発生率が高くなることがわかっています。

そのため、厚生労働省では、魚卵に添加できる亜硝酸Naの量を厳しく制限しています。たらこやいくら、すじこの場合、１０００ｇあたり０・００５ｇまでしか残ってはいけないことになっています。

しかし、それでも亜硝酸Naを添加した明太子やたらこなどを食べれば、胃のなかでニトロソアミンができる可能性があります。さらに明太子には合成着色料の赤色１０２号や黄色５号などが使われています。これらは、発がん性の疑いがもたれています。

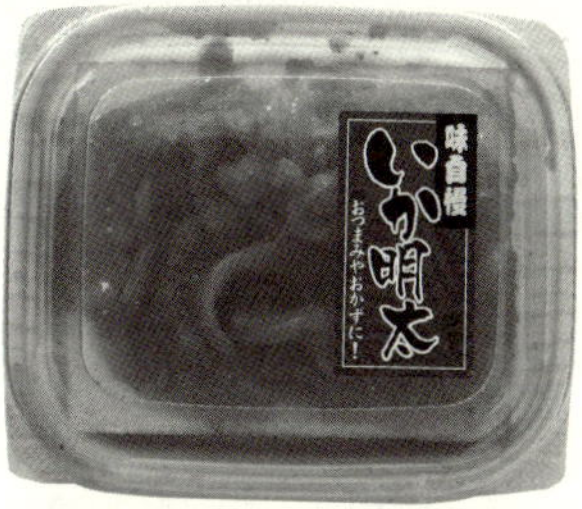

[食品原料] 紋甲いか、カラフトシシャモ魚卵、たらの卵巣、すけとうだらの卵、コチュジャン、ゆず果汁、食塩、豆板醤、唐辛子、鰹節エキス、魚醤、みりん、醤油、米発酵調味料、澱粉含有物、酒、たん白加水分解物、ゆず

[添加物] ソルビット、pH調整剤、調味料（アミノ酸等）、増粘多糖類、酒精、酸化防止剤（V・C）、着色料（赤102、黄5、赤106）、発色剤（亜硝酸Na）、酵素、香辛料

[アレルギー表示] 原材料の一部に小麦、卵、大豆、魚介類を含む

たくあん・ショウガ漬け

遺伝子をこわすことも?

コンビニには、1人用の漬物類がいろいろ売られています。たくあん、ショウガ漬け、なす漬け、キュウリ漬けなど。「便利なので買っている」という人も多いでしょう。しかし、おすすめできません。タール色素や保存料が使われているからです。

たくあんの場合、ふつう黄色4号が使われています。鮮やかな黄色に着色できるうえ、いつまでたっても色があせないからです。

黄色4号は、合成洗剤の原料にもなるベンゼンスルホン酸に化学的な処理を行ない作り出されています。**自然界に存在しない化学物質のため、環境中で分解されにくく、人間の体内でも分解されにくいのです。**そのため、腸から吸収されると、血液に乗って全身をめぐり、細胞や遺伝子に影響をもたらす心配があります。

また、黄色4号はベンゼン核（いわゆる亀の甲）を2つもち、窒素（N）をふくんでおり、遺伝子に作用しやすい化学構造をしています。そのため、発がん性の疑いがもたれているのです。

「動物実験で発がん性が認められたの?」と不安に思う人もいるでしょう。まだ動物にがんをおこしたというデータはありませんが、黄色4号を1%ふくむえさでラットを飼育した実験では体重が減って、2%をふくむえさでは下痢をおこしました。人間では、ジンマシンを起こすことが皮膚科医から指摘されています。

このほか、ショウガ漬けには、ふつうタール色素の赤色106号が使われています。淡いピンク色を出すことができます。赤色106号は、細菌に対して突然変異性があり、染色体異常もおこします。つまり、遺伝子に作用して、それを変異させたり、こわす作用があるということで、これもがんとの関係が心配されます。

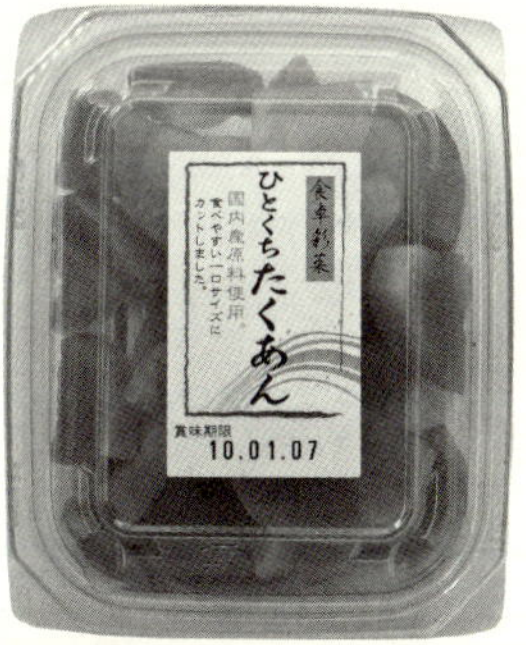

[食品原料] 塩押しだいこん、漬け原材料（砂糖・ぶどう糖果糖液糖、本みりん、醸造酢、食塩、ぬか類）

[添加物] 調味料（アミノ酸等）、酸味料、甘味料（ステビア、甘草）、酸化防止剤（V・C）、着色料（黄4）、香料、V・B_1、保存料（ソルビン酸K）

[アレルギー表示] 原材料の一部に小麦、大豆を含む

福神漬・紅ショウガ

見た目通り、危険です

「あの赤い色は不気味だ」——福神漬を見て、こう感じる人は少なくないのでは？　そのように感じるのも無理はないのです。安全性の疑わしいタール色素がいろいろ使われているのですから。

人間には、自己防衛本能があります。体に害のあるものを「不快」に感じて、そういうものを「食べないようにしよう！」とするのです。その典型は、においと味です。腐った食べ物は、嫌なにおいがします。体に悪いからです。それをもしも口に入れてしまっても、変な味がして、すぐに吐き出します。こうして体を守っているのです。

色も同じなのです。たとえば、毒キノコは毒々しい赤色のものがありますが、人間はその色を見ただけで危険を察知します。福神漬の赤色を「不気味な色だ！」と感じるのも、そんな危険を察知する本能の一つといえるでしょう。

福神漬は、赤色１０６号、黄色４号、黄色５号をうまく混ぜ合わせて、独特の赤い色を出しています。赤色１０６号は、細菌の遺伝子を突然変異させ、染色体を切断する作用があるので、発がん性の疑いがもたれています。黄色４号も同様に染色体を切断します。

また、「紅ショウガ」は真っ赤な色をしています。タール色素の赤色102号が使われているからです。やはり「気持ち悪い色だ！」と感じる人も多いでしょう。**赤色102号は赤血球を減らす可能性があり、子どもなどにジンマシンをおこす**ことが指摘されています。

福神漬や紅ショウガには、保存料のソルビンKが添加されている製品もあります。保存料は微量で、細菌やカビがふえるのを防ぐもので、その影響が人間の食道や胃、腸の細胞にもおよぶことが心配されます。

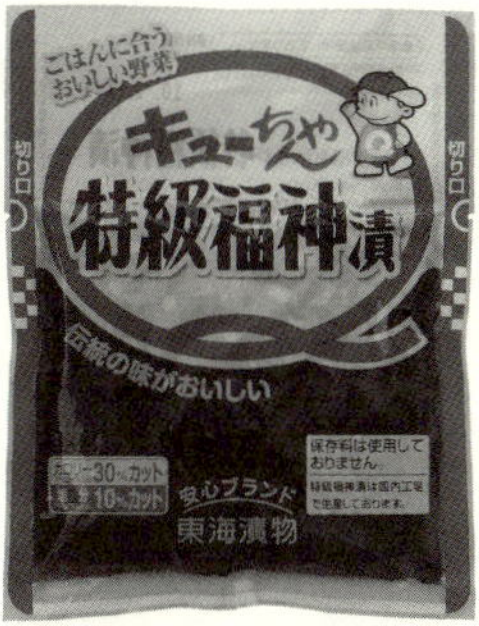

[食品原料] だいこん（中国、国産）、きゅうり（中国）、なす（中国）、れんこん、しょうゆ、なたまめ、しそ、ごま、漬け原材料［砂糖類（砂糖、ぶどう糖果糖液糖、水あめ）、アミノ酸液、しょうゆ、還元水あめ、食塩、みりん、醸造酢、香辛料］

[添加物] 調味料（アミノ酸等）、酸味料、甘味料（アセスルファムK、スクラロース）、着色料（黄4、黄5、赤106）、増粘剤（キサンタン）、香料

[アレルギー表示] 原材料の一部に小麦を含む

ポテトチップス

どうしても食べたければ「のり塩」を×

ポテトチップスを食べ始めると「止まらなくなる！」という人は少なくないようです。おやつにもいいし、ビールなどのおつまみにも合っているので、子どもから大人まで「大好き」という人が多いようです。

しかし、残念ながらあまりおすすめできません。なぜなら、まず添加物が多いこと、それから揚げ油が酸化して、有害な過酸化脂質ができているからです。

ポテトチップスにはいろいろ種類がありますが、「のり塩」の場合、添加物の数は少ないほうですが、ほかのものはけっこう多くなっています。

たとえば、コンソメ味には、調味料（アミノ酸等）のほかに、香料、酸味料、着色料、甘味料などが使われています。これらの添加物は、化学合成されたものが多く、それらが複合的に口や胃、腸などの粘膜を刺激します。

また、**植物油が大量に使われていて、なんと30％以上が脂質**です。「それって、油のとりすぎじゃない？」と思う人もいるのでは？　その通りです。さらに、パーム油（アブラヤシからしぼった油）や米油などでじゃがいもを揚げていますが、高温で揚げることになるため、油が酸化して、その結果、どうしても有害な過酸化脂質ができてしまいます。

過酸化脂質は、パック詰めされたあとも、時間の経過とともにふえていきます。過酸化脂質が多いと、腹痛や下痢などをおこします。

また、食塩も多くふくまれています。食塩のとりすぎは高血圧の原因となります。さらに、胃の粘液を溶かして胃粘膜を傷つけてしまいます。食べているときには、「おいしい！」と感じられるポテトチップスなのですが、健康にとってはよくない要素がたくさんあるのです。

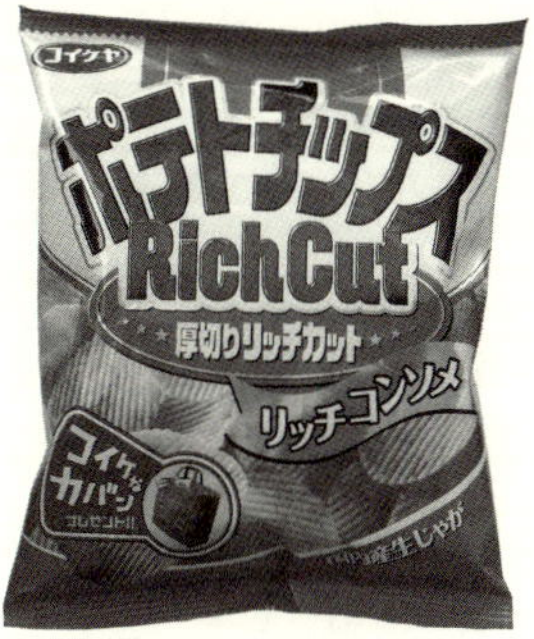

[食品原料] 馬鈴薯（遺伝子組み換えでない）、植物油、たんぱく加水分解物、香辛料、肉エキスパウダー、砂糖、ソースパウダー、トマトパウダー、香味油

[添加物] 調味料（アミノ酸等）、カラメル色素、酸味料、パプリカ色素、甘味料（スクラロース）、香辛料抽出物

[アレルギー表示] 原材料の一部に乳成分、小麦、大豆、鶏肉、豚肉を含む

甘納豆

下痢をおこす心配あり？

「甘納豆のやさしい甘さと食感が好き」という人は多いと思います。小豆や金時豆、うぐいす豆などをやわらかく煮て、砂糖がまぶされています。しかし、それだけならいいのですが、毒性の強い漂白剤が使われた製品があるので、ご注意を！

甘納豆に使われる漂白剤は、次亜硫酸Naです。小豆やうぐいす豆は色が濃いので、変色はしないのですが、白花豆や金時豆は色が薄いため、黒ずんでしまうことがあります。

そうなると、見た目が悪くなって売れなくなったり、消費者から「黒っぽいけど……」などというクレームがきます。それを避けるために、漂白剤で白くしているのです。

しかし、**漂白剤はすべて毒性が強く、次亜硫酸Naの場合、動物実験ではビタミンB_1の欠乏を引き起こし、体の成長を悪くする**ことがわかっています。さらに、胃や腸を刺激して粘膜を荒らすこともあります。

また甘納豆には、重曹（炭酸水素Na）や甘味料のソルビット（ソルビトール）が添加されています。「重曹って、ふくらし粉では？」と思う人もいるでしょう。その通りです。甘納豆の場合、豆をやわらかくしたり、色を安定させるために使われています。しかし、口に違和感を覚えたり、胃が多少刺激されることがあります。

ソルビットは、デンプンや麦芽糖、ぶどう糖などから工業的に作られていますが、もともと果実や海藻などにふくまれる甘味成分なので、とりすぎない限り、問題はありません。

小豆のみの甘納豆には、漂白剤は使われていませんので、甘納豆が好きな人は、そうした製品を買い求めるようにしてください。

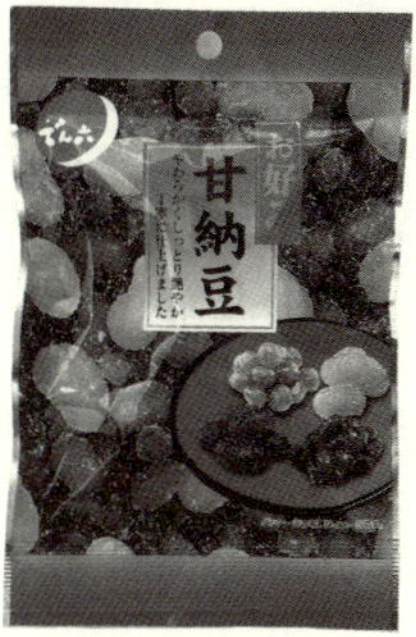

[食品原料] 砂糖、白花豆、小豆、還元麦芽糖水飴、金時豆、青えんどう豆

[添加物] ソルビット、重曹、漂白剤（次亜硫酸Na）

[アレルギー表示] なし

ガム

添加物の塊を噛んでいる?

ガムはどの製品も、原材料はほとんどが添加物です。「じゃあ、ガムを噛むってことは、添加物の塊を噛むようなもの?」と思う人もいるのでは? その通りです。甘味料のマルチトールは、麦芽糖に水素(H)を結合させて作られた糖アルコール。砂糖の60~80%の甘味がありますが、カロリーが半分程度なので、ダイエット甘味料として使われています。

いちおう食品に分類されているため、何も規制されていませんが、自然界には存在しないものなので、本来なら添加物として扱われるべきものです。

キシリトールは、イチゴやプラムなどにふくまれる糖アルコールで、工業的には、植物にふくまれるキシロースを原料として生産されています。もともと食品にもふくまれているので、安全性は高いといえます。「虫歯になりにくい甘味料」ということで、多くのガム製品に使われています。

問題なのは、合成甘味料のアスパルテームです。アスパルテームは、アミノ酸のアスパラギン酸とフェニルアラニン、メチルアルコールを結合させたもので、砂糖の1

80～220倍の甘味をもっています。

　アメリカでは、1981年に使用が認められましたが、アスパルテームをとった人たちから、頭痛やめまい、不眠、視力・味覚障害などになったという苦情が相次いだといいます。また、1990年代後半に複数の研究者によって、**アスパルテームが脳腫瘍をおこす可能性がある**ことが指摘されました。

　さらに、2005年にイタリアで行なわれた動物実験では、アスパルテームによって白血病やリンパ腫の発生が認められ、人間が食品からとっている量に近い量でも、異常が観察されたといいます。ガムは添加物の塊のような食品であり、またアスパルテームをふくんだ製品が多いので、食べないほうが無難です。

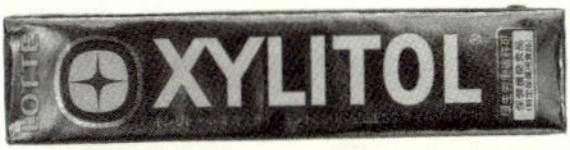

［食品原料］ マルチトール

［添加物］ 甘味料（キシリトール、アスパルテーム・L－フェニルアラニン化合物）、ガムベース、香料、増粘剤（アラビアガム）、リン酸一水素カルシウム、光沢剤、フクロノリ抽出物、ヘスペリジン、着色料（紅花黄、クチナシ）

［アレルギー表示］ 原材料の一部に大豆、ゼラチンを含む

清涼菓子

原材料、オール添加物

最近、市場に登場したものに清涼菓子なるものがあります。「スカッとするのでよく食べている」という人もいると思います。代表格は、テレビでよく宣伝されている「フリスク」（クラシエフーズ）です。

しかし、この製品の原材料を見て驚きました。すべて添加物なのです。食品原料は何も使われていないのです。

甘味料のソルビトールは、デンプン、麦芽糖、ぶどう糖などから作られたもので、もともと果実や海藻などにふくまれている成分なので、問題はありません。問題なのは、アスパルテーム・L－フェニルアラニン化合物とアセスルファムKです。

「アスパルテームって、ガムにふくまれていたのでは？」と思う人もいるでしょう。その通りです。**アスパルテームは、アミノ酸のアスパラギン酸とフェニルアラニン、メチルアルコールから作られたものですが、これまでずっと安全性論争が続いている、いわくつきの添加物**なのです（詳しくは「ガム」の項を参照）。

アセスルファムKは、2000年に使用が認可された新しい添加物で、砂糖の20

0倍の甘味があります。

しかし、アセスルファムKを3％ふくむえさをイヌに2年間食べさせた実験では、リンパ球が減少し、肝臓障害の際にふえるGTPが増加しました。また、体内で分解されないので、ホルモンや免疫のシステムを乱さないのか心配されます。

なお、添加物の最後にある微粒酸化ケイ素とは、いわば石英や水晶をすりつぶしたものです。なぜ、こんなものを食品に添加するのか、理解に苦しみます。

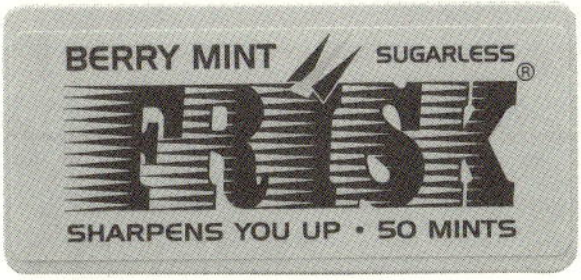

［食品原料］ なし

［添加物］ 甘味料（ソルビトール、アスパルテーム・L－フェニルアラニン化合物、アセスルファムK）、香料、ショ糖エステル、微粒酸化ケイ素

［アレルギー表示］ なし

サプリメント

意外と使われている添加物が多い

コンビニには、さまざまなサプリメントが売られています。カプセルや錠剤の形をしているので、薬と同じように効果があると思っている人も多いと思いますが、それは間違いです。**サプリメントは、薬と違って、人間の臨床試験によって効果が確認されたものではない**のです。

「じゃあ、いくら飲んでも効果は期待できないの？」と思うでしょう。実はその通りなのです。サプリメントには、ダイエット効果、血行や視力の改善、安眠、頻尿の改善、精神のリラックスなどの効果を暗示した商品がありますが、効果をうたうことを禁じた薬事法に違反している可能性が高いのです。

国民生活センターには、サプリメントを食べたら「気分が悪くなった」「下痢をした」あるいは「肝臓障害をおこした」などの苦情が数多く寄せられています。2003年には、DHCの「メリロート」を食べた女性2人が、肝機能障害をおこして入院しており、厚生労働省はその事実を公表しました。

また、サプリメントには、乳化剤やセルロース、光沢剤などの添加物が使われているので、それらが胃の粘膜を刺激するなどの問題もあります。

なお、ビタミンやミネラルをふくむもので、「栄養機能食品」となっているものは、それぞれのビタミンやミネラルの働きを表示することが認められています。したがって、それらは一定の効果があるといえます。

しかし、栄養は本来食べ物からとるのがベストです。おいしさを感じながら、栄養も一緒にとることによって、精神的な満足感も得ることができるのです。

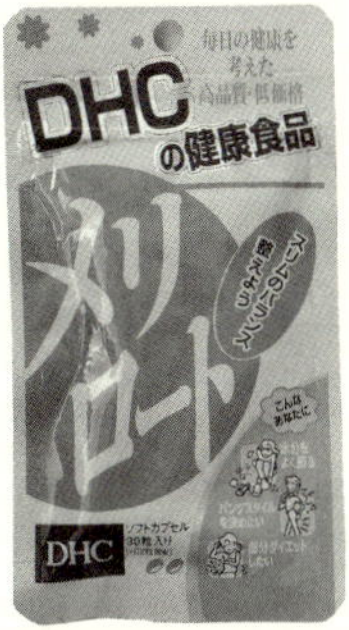

[食品原料] オリーブ油、メリロートエキス末、ジャワティーエキス末、イチョウ葉エキス末、ゼラチン、グリセリン

[添加物] ミツロウ、グリセリン脂肪酸エステル、トウガラシ抽出物

[アレルギー表示] 食品アレルギーのある方はお召し上がりにならないでください

サプリ飲料

薬事法に違反している可能性あり

「肌がきれいになる」「二日酔いを防ぐ」など、何らかの効果を暗示するような飲料、いわゆるサプリ飲料が売られています。しかし、それらは人間で確認された効果ではありません。また、効果をうたうことを禁じた薬事法に違反する可能性のある製品も少なくありません。

薬事法では、医薬品や医薬部外品以外のものに、効果をうたうことを禁止しています。それは、「明示的であると暗示的であるとを問わず」（同法第66条）なのです。したがって、暗示的な表現も本来は違反なのです。

たとえば、コラーゲンをたくさんふくむ飲料が、「キレイの体感」などと表示されて売られていますが、肌がきれいになることを暗示しており、厳しい見方をすれば、薬事法に違反する可能性があります。

そもそも、**コラーゲンはタンパク質の一種で、分子量が大きいため、そのまま腸から吸収されることはないので、直接肌に作用することはありません。**

また、サプリ飲料には、アセスルファムKやスクラロース、ステビア（「イカのくんせい」の項を参照）などのダイエット甘味料が添加されていますが、問題がありません。

「紅茶飲料」の項で詳しく触れますが、アセスルファムKは、2000年に使用が認可された新しい添加物で、まだ安全性が十分に確認されたとはいえません。スクラロースも、1999年に認可された新しい添加物で、同様です。

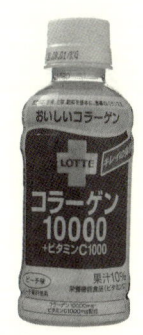

[食品原料] りんご、コラーゲンペプチド、果糖

[添加物] ビタミンC、酸味料、香料、安定剤（大豆多糖類）、甘味料（アセスルファムK、ステビア、スクラロース）、ビタミンP

[アレルギー表示] 原材料の一部にゼラチンを含む

ゼリー飲料

食べないほうが無難

コンビニには、ゼリー飲料なるものが売られています。「プルジュレ」（クラシエフーズ）や「ウイダーinゼリー」（森永製菓）などが代表的です。

これらは、ゲル化剤の増粘多糖類を添加して、ゼリー状にしているのが特徴です。「ダイエットによさそう！」なんて思っている人もいるでしょうが、増粘多糖類は、樹皮や海藻などから抽出された粘性のある多糖類物質で、なかには安全性に不安のあるものがあるのです（「インスタントラーメン」の項を参照）。

エリスリトールは、ぶどう糖を酵母で発酵させて作った甘味料で、食品に分類されていますが、とりすぎると下痢をおこすことがあります。１９９８年に、アサヒ飲料の清涼飲料「オー・プラス」が下痢をおこす可能性があるとして、自主回収される騒ぎがありましたが、エリスリトールがたくさんふくまれていたためです。

ポリデキストロースは食物繊維の一種。ぶどう糖と添加物のソルビトール、およびクエン酸を化学反応させて作ったもので、これも食品に分類されていますが、やはりとりすぎると、下痢をおこすことがあります。

そのため、エリスリトールやポリデキストロースを原料にした食品には、「飲みすぎ、あるいは体質・体調によりおなかがゆるくなる場合があります」との注意表示があります。

このほか、合成甘味料のアセスルファムKとスクラロースについては、「紅茶飲料」の項を参照してください。

こうした得体の知れない飲料に頼るのではなく、きちんと食べ物をとるようにしましょう。

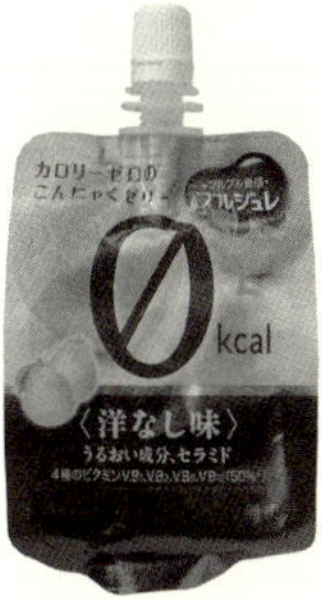

[食品原料] エリスリトール、ポリデキストロース、こんにゃく粉、セラミド含有コーン抽出物

[添加物] 酸味料、ゲル化剤（増粘多糖類）、香料、塩化K、甘味料（アセスルファムK、スクラロース）、V・C、V・B_2、V・B_1、V・B_6、V・B_{12}

[アレルギー表示] なし

栄養ドリンク

本当に元気、出た？

栄養ドリンクをグビッと飲んで、「今日も頑張ろう」と思っている人も多いと思います。

しかし、気になることがあります。保存料の安息香酸Naをふくんだ製品が多いことです。栄養ドリンクは食品に分類されるものと、医薬品や医薬部外品に分類されるものがありますが、いずれにもたいてい安息香酸Naが添加されています。栄養成分がたくさんふくまれているので、それらが腐敗するのを防ぐためです。

安息香酸Naは毒性が強く、5%をふくむえさをラットに食べさせた実験では、すべてがケイレンや尿失禁などをおこして死んでしまいました。もちろん栄養ドリンクに添加されている量は微量なので、人間が飲んでもすぐに具合が悪くなることはありません。しかし、飲み続けた場合、胃や腸などの粘膜への影響が心配されます。

また、**安息香酸Naは、ビタミンCと化学反応を起こして、発がん性物質のベンゼンに変化する**ことがあります。実際、イギリスで2006年3月に、清涼飲料水に添加されていた安息香酸とビタミンCが反応してベンゼンに変化していたことがわかり、その製品が回収されるという騒ぎがありました。

安息香酸Naは、安息香酸にNaが結合したもので、同様にベンゼンができることがあるのです。さらに、製品によっては、保存料のパラベンも添加されています。これも細菌やカビがふえるのを防ぐもので、毒性があります。したがって、とらないにこしたことはないのです。

そもそも、栄養ドリンクにどれほどの効果があるのか怪しいものです。ふくまれるカフェインによる覚醒作用を「元気が出た！」と勘違いしているだけかもしれません。

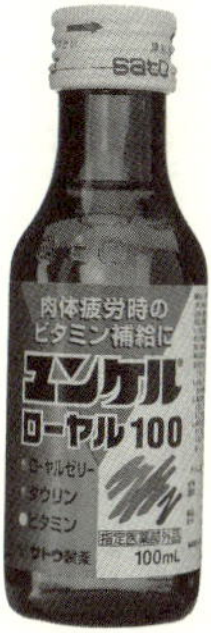

［成分］（1本・100mL中）ローヤルゼリー50mg／タウリン1000mg／ビタミンB_1硝酸塩10mg／ビタミンB_2リン酸エステル5mg／ビタミン$B_6$10mg／ニコチン酸アミド20mg／無水カフェイン50mg

［添加物］ 安息香酸Na、パラベン、ポリオキシエチレンポリオキシプロピレングリコール、白糖、dl－リンゴ酸、pH調整剤、香料（プロピレングリコール、グリセリン、バニリン、エチルバニリンを含む）、アルコール（0.99mL以下）

［使用上の注意（抜粋）］ 次の場合は、直ちに服用を中止し、本品を持って医師又は薬剤師にご相談ください。1．服用後次の症状が現れた場合　皮膚ー発疹・発赤、じんましん　呼吸器ー息苦しさ　2．しばらく服用しても症状がよくならない場合

トクホ飲料

それほど大した効果はない

トクホ（特定保健用食品）飲料はいろいろありますが、避けたほうがよいのは、合成甘味料のアセスルファムKとスクラロースなどをふくんだ製品です。具体的には、「ヘルシアスパークリング」「ヘルシアウォーター」（花王）、「午後の紅茶ストレートプラス」（キリンビバレッジ）などです。

「トクホって、何？」という人もいると思いますが、トクホとは、「脂肪を消費しやすくする」「血糖値の上昇をおさえる」「お腹の調子を整える」など、特定の効果があるとされる成分をふくんだ食品のことです。厚生労働省がそれらの効果を認めて、表示することを許可しているのです。

「だったら、体にいいんじゃないの？」と、反論する人もいると思いますが、効果があるといっても、薬と違って、それほど大したものではありません。

したがって、その効果を期待しすぎて、脂肪や糖分などの摂取をひかえるのを怠ると、かえって不健康になってしまう危険性があります。

なお、前記の3製品には、特定の成分がふくまれるため、どれも「体質や体調によっては、飲みすぎるとお腹がゆるくなる場合があります」との注意表示があります。

いずれにせよ、これまで書いてきたように、アセスルファムKやスクラロースは安全性に問題があります（詳しくは「紅茶飲料」の項を参照）。これらをふくむ食品は、いくらトクホといえども、避けたほうがよいのです。

なぜ、人間が砂糖やぶどう糖を甘いと感じるのか？　それは、体にとって重要なエネルギー源であるからです。だから、「甘くて、おいしい！」と感じるのです。

しかし、**合成甘味料は舌の味蕾《みらい》（味覚の受容器）を刺激するだけで栄養とはならず、異物として全身に回るだけ**です。

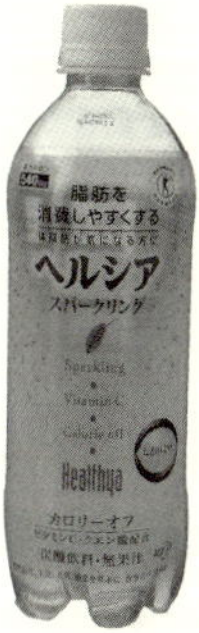

［食品原料］ 茶抽出物（茶カテキン）、エリスリトール、ぶどう糖、食塩、環状オリゴ糖

［添加物］ クエン酸、クエン酸Na、香料、ビタミンC、甘味料（スクラロース）

［アレルギー表示］ なし

缶コーヒー

コーヒー以外に入っている添加物が問題

「缶コーヒーでおいしいものはない」――私の率直な感想です。缶コーヒーは、牛乳や練乳、砂糖などを加えた製品が主流となっています。しかし、やけに甘ったるく、乳化剤などの添加物が多いこともあって、おいしくないのだと思います。

乳化剤は、水と油など混じりにくいものを混ぜ合わせるためのもので、ショ糖脂肪酸エステル、グリセリン脂肪酸エステル、ソルビタン脂肪酸エステル、ステアロイル乳酸カルシウム、プロピレングリコール脂肪酸エステル、ポリソルベートなどがあります。

ショ糖脂肪酸エステルからステアロイル乳酸カルシウムまでは、もともと食品にふくまれていたり、食品成分に近いものです。「それなら安全なのでは?」と思うでしょう。その通りです。

しかし、プロピレングリコール脂肪酸エステルは、自然界に存在しない化学合成物質のプロピレングリコールと脂肪酸を結合させたもの。鶏の受精卵にプロピレングリコールを注入した実験では、ヒナに小肢症を発生させたというデータがあります。プロピレングリコール脂肪酸エステルにも同様な作用がある可能性があります。

ポリソルベートは4種類が添加物に認められていますが、ポリソルベート80を水に溶かしてラット（実験用白ネズミ）20匹に注射した実験で、11匹にがんが発生しました。また、ポリソルベート60の原液をマウスに塗った実験では、40～50％に良性腫瘍が発生しました。

乳化剤は一括名表示が認められているため、どれを使っても「乳化剤」という表示でよいので、何が使われているのかわかりません。なお、安定剤のカラギナン（カラギーナン）には、動物実験でがん促進作用が認められています。

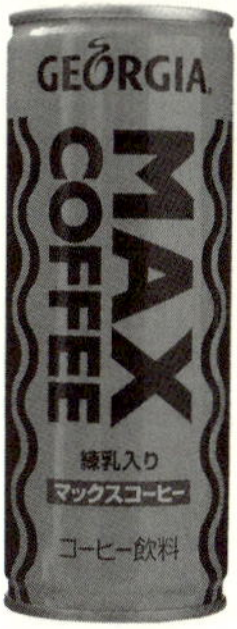

［食品原料］ 加糖練乳、砂糖、コーヒー

［添加物］ 香料、カラメル色素、乳化剤、カゼインNa、安定剤（カラギナン）

［アレルギー表示］ なし

紅茶飲料

免疫力が低下する？

缶コーヒーと同様にいろいろな種類が売られています。ミルクの入ったもの、微糖タイプ、ストレートタイプなど。問題なのは、合成甘味料のアセスルファムKやスクラロースを使った製品です。

アセスルファムKは、2000年に使用が認可された新しい添加物で、砂糖の200倍の甘味があります。ひじょうに分解されにくい物質で、動物に投与した実験では、体内でほとんど分解されずに尿や便に排出されました。

「人間が摂取した場合も分解されないのでは？」と思う人も多いはず。おそらくその通りでしょう。全身にめぐって細胞や遺伝子などに影響をおよぼさないのか、心配です。

イヌにアセスルファムKを3％ふくむえさを2年間食べさせた実験では、リンパ球が減少し、肝臓障害の際に増えるGPTが増加しました。そのため、免疫力の低下や肝臓への悪影響が心配されるのです。

スクラロースも、1999年に認可された新しい添加物。砂糖の600倍の甘味があります。ショ糖（砂糖）の3つの水酸基（-OH）を、塩素（Cl）に置き換えて作ったものです。

「それって、有機塩素化合物？」と思う人もいるでしょう。その通りです。**有機塩素化合物は、自然界にはほとんど存在せず、ひじょうに分解されにくいので、人間がスクラロースを摂取した場合も、体内で分解されない**と見られます。

ラットにスクラロースを5％ふくむえさをあたえた実験では、脾臓と胸腺のリンパ組織に萎縮が見られ、また、妊娠ウサギに1日に体重1kgあたりスクラロースを0・7gあたえた実験では、胃腸障害（下痢など）と体重減少が見られ、死産例や流産が一部で観察されました。

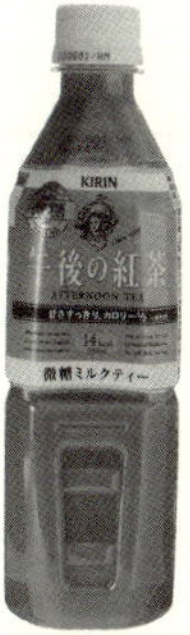

[食品原料] 牛乳、砂糖、紅茶、全粉乳、食塩

[添加物] 香料、乳化剤、ビタミンC、甘味料（アセスルファムK、スクラロース）

[アレルギー表示] なし

コーラ

とくにダイエットタイプには要注意！

「コーラが大好き！」という人がいる一方で、「コーラが飲めない！」という人も少なくありません。あの独特のにおいや味を受け入れられないようです。私の場合、学生時代に何度かコーラを飲んで、そのたびにお腹が痛くなったので、それ以来飲んでいません。

コーラには通常のタイプとダイエットタイプがありますが、とくに問題なのは後者です。保存料の安息香酸Naや甘味料のアスパルテーム、アセスルファムK（カリウム）など、安全性が危ぶまれる添加物が使われているからです。

「栄養ドリンク」の項で書いたように、安息香酸Naは毒性が強く、えさに5％混ぜてラットに食べさせた実験では、ケイレンや尿失禁などをおこしてすべて死んでしまいました。また、安息香酸Naは、ビタミンCと化学反応をおこして、発がん性物質のベンゼンに変化することがあります。

「じゃあ、コーラにはベンゼンができている可能性が？」と不安を感じる人もいるはず。その通りなのです。

そのためか、日本コカ・コーラでは、2009年2月から、「コカ・コーラゼロ」に安息香酸Naを添加することを止めました。**ただし「ペプシネックス」（サントリー）には、今も安息香酸Naが添加されています。**

合成甘味料のアスパルテームは、脳腫瘍をおこす可能性があるとの指摘があり、また、動物実験では白血病をおこす疑いがもたれています。

なお、ふつうのコーラにも、カフェイン、酸味料、香料、カラメル色素などが添加されています。

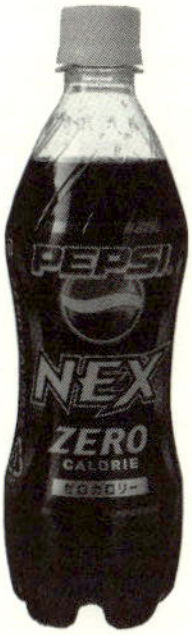

[食品原料] レモン果汁

[添加物] 酸味料、カラメル色素、香料、甘味料（アスパルテーム・L－フェニルアラニン化合物、アセスルファムカリウム）、保存料（安息香酸Na）、カフェイン

[アレルギー表示] なし

炭酸飲料

子どもに飲ませて大丈夫？ ✕

炭酸飲料はいろいろ出回っていますが、合成保存料の安息香酸Naが添加された製品があるので、注意してください。たとえば、「ファンタ」や「スプライトゼロ」などです。

炭酸には殺菌作用があるので、どうして保存料を添加しなければならないのか不思議ですが、加熱殺菌していないので腐りやすいようです。

「安息香酸Naって、栄養ドリンクにもふくまれていた？」と思う人も多いはず。その通りです。飲料に添加される安息香酸Naは微量ですが、炭酸飲料は、子どもがよく飲むものなので心配です。

安息香酸Naは、ビタミンCと化学反応をおこして、発がん性物質のベンゼンに変化することがありますが、**ベンゼンは人間に白血病をおこすことが明らかになっている化学物質**です。

「『ファンタ』には、ビタミンCが添加されてるの？」と不安に思う人もいるでしょう。幸いビタミンCは添加されていませんが、酸味料が添加されています。具体的に何が使われているのかはわかりませんが、ビタミンCも酸の一種なので、安息香酸Naと酸味料が反応して、ベンゼンができることはないのか、不安を感じます。

「スプライトゼロ」には、さらに合成甘味料のアスパルテーム、アセスルファムK、スクラロースが添加されています（詳しくは「ガム」と「紅茶飲料」の項を参照）。

なお、ふつうのサイダーには、添加物は使われていません。

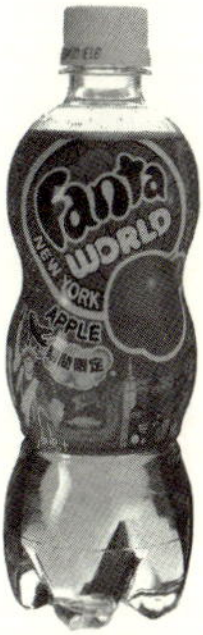

[食品原料] 果糖ぶどう糖液糖

[添加物] 香料、酸味料、カラメル色素、保存料（安息香酸Na）

[アレルギー表示] なし

ワイン

頭痛や下痢がおこるのはなぜ？

ポリフェノールを豊富にふくんでいるということで人気のあるワインですが、おすすめできません。酸化防止剤として添加されている亜硫酸塩に問題があるからです。「ワインを飲むと、頭痛がする」「下痢をする」という人がけっこういるのですが、どうやらこの亜硫酸塩が原因のようです。

ふつうワインには、「酸化防止剤（亜硫酸塩）」とラベルに表示されています。ワインはブドウを酵母で発酵させて造りますが、酵母がふえて発酵が進みすぎるのを防いだり、雑菌を消毒するために添加されているのです。

昔から欧米では、ワイン造りに亜硫酸塩を添加するのが常識になっています。「では、外国産ワインには必ず入っているの?」と驚く人もいると思いますが、その通りで、ほとんどのワインに入っています。

しかし、**亜硫酸塩は毒性が強い**のです。いくつか種類がありますが、よく使われているのは二酸化硫黄です。これは亜硫酸ガスともいい、火山が噴火したガスや工場排煙などにもふくまれています。二酸化硫黄を0・01％および0・045％ふくむ赤ワインを、ラットに長期にわたって毎日飲ませた実験では、肝臓の組織呼吸に障害が認められました。

厚生労働省は、ワイン中の二酸化硫黄の量を0・035％に規制しています。ということは、市販のワインを飲み続けた場合、肝臓に悪影響が出る可能性が高いということです。

ほかに、ピロ亜硫酸ナトリウム、ピロ亜硫酸カリウム、次亜硫酸Naなどが「亜硫酸塩」として使われていますが、いずれも毒性があって、ビタミンB_1の欠乏や肝臓への悪影響が心配されます。無添加のワインがコンビニでも売られていますので、そちらを買うようにしてください。

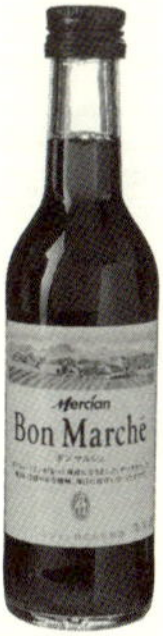

［食品原料］ 輸入ブドウ果汁、輸入ワイン

［添加物］ 酸化防止剤（亜硫酸塩）

［アレルギー表示］ なし

Column 1

理想のカップラーメンはできないのか？

ずいぶんとカップラーメンのことを悪く書きましたが、カップラーメンそのものを否定しているわけでは決してないのです。今の添加物だらけのカップラーメンが「よくない」といっているのです。

私だって、時々カップラーメンを食べたくなるときがあります。とくに夜中にお腹がすいたときや忙しくてゆっくり食事ができないとき、お酒を飲んで水気のあるものが欲しいとき、などです。とにかく簡単にできますから。

しかし、残念ながら、今のカップラーメンでは、この願いをかなえることができません。油で揚げためんは、においをかいだだけで食べられなくなりますし、ノンフライめんでも添加物が多すぎて、食べたあと気持ちが悪くなったり、胃が刺激されたりするからです。

そんな私が望むのは、添加物を使わない、油で揚げてない、そして栄養バランスのよいカップラーメンです。「そんなの無理だよ」と思う人も多いでしょう。しかし、そうとも言い切れないのです。

今回、原稿を書くにあたって、いろいろコンビニを巡りましたが、デイリーヤマザキで「十勝しおらーめん」（とかち麺工房）という商品を見つけました。ノンフライで、添加物が６種類と比較的少なかったので、試食してみました。

すると、これがなかなかめんにコシがあって、スープもコクがあって、「おいしい」のです。ただ、残念なのは、まだ添加物が多いため、多少胃が刺激され、また食べ終わったあと、少し嫌なにおいが部屋にこもりました。

でも、もう少し添加物を減らして、食品原料を良質なものにし、ワカメやのりなどを加えて栄養バランスをよくすれば、理想的とはいえないまでも、それに近いものができるのではないかと思います。ただし、カップはぜひ紙製にしてほしいのですが。

こんな願いをかなえてくれるメーカーはないものでしょうか……。

第2章

買ってもいい!
コンビニの
プライベートブランド

プライベートブランドに表われる格差

コンビニには、それぞれのプライベートブランド商品がたくさん売られています。セブン-イレブンの「セブンプレミアム」、ローソンの「バリューライン」、ファミリーマートの「無印良品」、ミニストップの「トップバリュ」などです。

セブンプレミアム（セブン-イレブン）

プライベートブランドで目を引くのは「セブンプレミアム」です。セブン&アイ・ホールディングスの開発商品で、イトーヨーカドーでたくさん商品が売られていますが、一部はセブン-イレブンでも売られています。

セブン&アイ・ホールディングスが、直接製造業者に製造を依頼し、それをイトーヨーカドーやセブン-イレブンに納入しているため、中間の流通コストがかからず、その分値段が安くなっています。

セブンプレミアムのすぐれた点は、各製品の製造業者がすべて表示されていることです。これは、なかなか画期的です。というのは、現在一般に流通している加工食品は、販売者は表示されるが、製造者は表示されていない製品が多いからです。生協の製品でも、製造者が表示されていないケースが少なくありません。

これは、販売者の都合で、製造者を秘密にしたいということが最大の理由のようですが、消費者から見れば、製造者が表示されていないのでは、不安を感じざるを得ません。

また、**セブンプレミアムの商品は、できるだけ添加物を少なくしている**のが特徴です。たとえば、煮豆類は無添加ですし、ポテトチップスも同様です。もちろん添加物を使った商品もたくさんありますが、できるだけ減らそうという姿勢が商品全体に感じられます。

味もなかなかよいのです。私も、日頃からいりごまなどを食べていますが、とても香ばしくていい味をしています。「北海道産金時豆」「あさり（カップみそスープ）」などを試食しましたが、おいしく感じられました。

それから、**使われている包装や容器の素材が、きちんと表示されています。**ふつう素材の表示は、ＰＰやＰＥなどの記号が使われているのですが、これだけでは消費者には何なのかよくわかりません。そこで、セブンプレミアムの商品は、すべて「ＰＰ（ポリプロピレン）」「ＰＥ（ポリエチレン）」などと表示されています。これは、ほかの製品では見られないことです。

バリューライン（ローソン）

「セブンプレミアム」に対抗して売り出されたのが、ローソンの「バリューライン」です。**バリューラインの商品の特徴は、値段がどれも105円と低価格**という点です。うどんやそば、小麦粉、いりごま、塩、めんつゆ、パスタソースなど、すべて105円なのです。景気の悪いご時世に、実にありがたい商品です。

価格の点では、セブンプレミアムに比べて、勝っています。しかし、安全・安心という点では、劣っているといわざるを得ません。

なぜなら、製造業者が表示されていないからです。表示されているのは、多くの製品が販売者であるローソンだけです。そのため、どこの国の、誰が製造したのかわかりません。これでは、不安感を抱かざるを得ません。

ただし、**添加物については、セブンプレミアムと同様にできるだけ減らす努力をしていて、無添加や少ないものが多くなっています。**

中身の品質はというと、値段が安い分、セブンプレミアムに比べるとどうしても見劣りします。たとえば、「いりごま」は100gで105円と、セブンプレミアムの「鉄釜焙煎いりごま」（60gで98円）に比べて割安ですが、小粒です。ただし、味はよく、「鉄釜焙煎いりごま」とそれほど変わりません。どちらを選ぶかは、消費者の好みや懐事情によるでしょう。

なお、バリューラインの品目はまだ少なく、ローソンの店内でも売り場が目立たないので、注意して見ないと見逃してしまいます。105円と安いので、やはり儲けが少なく、品数をふやせないのかもしれません。

無印良品（ファミリーマート）

無印良品は、プライベートブランドの老舗といえるもので、1980年に西友のブランドとしてスタートしました。その後、89年に「(株)良品計画」として独立した会社となり、そこが商品を供給しています。

無印良品は、食品と生活用品全般を品揃えしていて、その名の通り、質のよさと安心をウリにしていて、西武系販売店やファミリーマートのほか、JR東日本の駅構内でも売られています。

ファミリーマートでは、菓子類やインスタントスープなどが売られていますが、残念ながら「うーむ」と、うなってしまうような製品が多いのです。菓子類は、着色料、膨張剤、甘味料、調味料などがふつうの菓子類と同様に使われています。

かろうじて、**「蜜がけコーン」**や**「卵黄ボーロ」は無添加だった**ので、取り上げた次第です。「無印良品」とうたうからには、もっと添加物の少ない良質の食品を製造・販売してもらいたいものです。

トップバリュ（ミニストップ）

イオングループのプライベートブランドです。セブンプレミアムと同様に、イオンが直接製造業者に委託し、中間流通コストをなくして、安く販売している製品です。主にスーパーのジャスコで売られていますが、一部の商品がミニストップでも売られています。

商品開発のコンセプトは、安心できるものを安くというもので、セブンプレミアムと同様です。しかし、製造業者の表示がありません。消費者の立場に立つなら、製造者を表示すべきです。

また、コンビニで売られている製品は、値段がそれほど安くありません。そのため、バリューラインやセブンプレミアムの製品と比べると、割高な印象を受けます。

菓子類のプライベートブランド

各コンビニでは、菓子類を製造業者に委託してプライベートブランドとして販売しています。主なものは次の通りです。

・セブン-イレブン　「小さなお菓子屋さん」「和匠庵」シリーズ
・ローソン　「おやつごろ」シリーズ

・ファミリーマート　「ボクのおやつ」「和菓撰」シリーズ
・サークルKサンクス　「ほがら菓たいむ」シリーズ
・ミニストップ　「おやつラボ」シリーズ
・デイリーヤマザキ　「良味100選」シリーズ

また、おつまみのプライベートブランドもいろいろあって、主なものは次の通りです。

・ローソン　「肴家」シリーズ
・ファミリーマート　「かんぱい屋」シリーズ
・サークルKサンクス　「素材嗜好」「デリシャスナッツ」シリーズ
・デイリーヤマザキ　「おつまみ職人」「プチポケ」「つま味屋」シリーズ

菓子パンや、スイーツ類、和菓子類などについても、各コンビニがそれぞれ、各メーカーと契約して、プライベートブランドを作ってもらい、お店で販売しています。

このほか、弁当、おにぎり、手巻き寿司、パスタ、焼きそば、総菜などは、各コンビニが各地の食品メーカーに製造を委託して作ってもらい、お店で販売しています。

この際、商品の製造方法や使用添加物などは、各コンビニ会社がレシピを作り、それに基づいて食品メーカーが製造しています。

こだわり米の塩むすび［☆］

セブンプレミアム（セブン‐イレブン）

「コンビニのおにぎりが食べたい」という人も少なくないでしょう。この製品は、具が入っておらず、のりも巻かれていませんが、添加物が使われていません。

試食してみましたが、**「こだわり米」というだけあってご飯に味があり、塩味がきいていて、口のなかがベタつく感じもなく、「なかなかおいしい！」**と感じました。

調味酢とは、製造者のフジフーズによると、「細菌がふえるのを抑えるために入れていて、酢とほぼ同じもの」とのことです。また、植物油脂は、「成型器にご飯がくっつくのを防ぐために入れている」とのこと。

ふつうおにぎりには、調味料（アミノ酸等）やpH調整剤、甘味料などが使われています。食べたいときは、できるだけ添加物の少ない製品を選んでください。「鮭」「梅」「昆布」は比較的添加物が少ないおにぎりです。

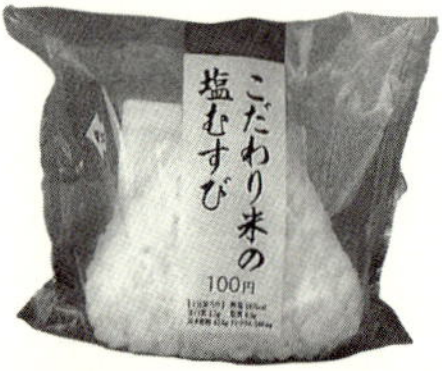

［食品原料］ 米、食塩、調味酢、植物油脂

［添加物］ なし

［アレルギー表示］ なし

宮城県産　ひとめぼれ ［☆］

セブンプレミアム（セブン-イレブン）

パックご飯は、あまりすすめたくはないのですが、独身の方などで「ご飯を炊くのが面倒」という人もいると思うので、取り上げました。ただし、基本的にはお釜で炊くようにして、それができないときにパックご飯を利用するようにして欲しいと思います。

この製品（製造者は佐藤食品工業）は、特別栽培のひとめぼれを使っています。**特別栽培とは、通常の栽培法に比べて農薬や化学肥料の使用が半分以下のもの。**ただし、有機米とは違い、認証機関が保証しているわけではなく、あくまで自主申告。

試食してみましたが、ご飯につやがあって、味は「まあまあ」という感じです。容器の素材は、ポリプロピレン（PP）とエチレンビニルアルコール（EVOH）、ふたがポリエチレン（PE）とナイロン（PA）で、ほかのパックご飯と同じです。

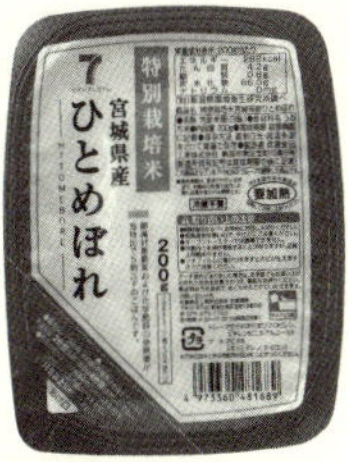

［食品原料］ うるち米

［添加物］ なし

［アレルギー表示］ なし

切り餅［☆☆］

セブンプレミアム（セブン-イレブン）

コンビニで「切り餅」をみると、「便利な世の中になったものだ」とつくづく思います。1年中、手軽にお餅が食べられるのですから。この製品の原材料は、水稲もち米だけで、しかも「新潟産もち米100％」だといいます。

どうして切り餅は保存料も使わないのに、カビが生えないのか？　その秘密は、パックの仕方にあります。**1個ずつ小袋に入れ、窒素を充てんして酸素を追い出し、さらに脱酸素剤まで入れています。カビは酸素と水分がないと生育できません。したがって、長期間カビが生えない**のです。

この製品は、約半分が炭水化物なので、エネルギー源としてご飯の代わりになります。オーブンなどで焼けばすぐ食べられるので、とても便利です。

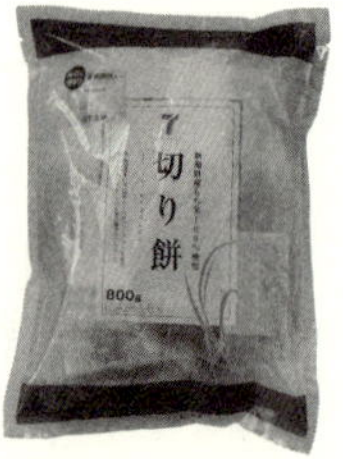

［食品原料］ 水稲もち米（新潟県産100％）

［添加物］ なし

［アレルギー表示］ なし

おいしい食パン［☆］

セブンプレミアム（セブン‐イレブン）

食パンには、ふつうイーストフード（パンをふっくらさせる、いわば膨張剤）や乳化剤（水と油を混じりやすくする）などの添加物が使われていますが、この製品には使われていません。その他の添加物も使われていません。

原材料名にある発酵調味料は、製造元の武蔵野フーズによると、「醸造酢や砂糖で、焼き色や日持ち向上に効果がある」とのことです。気になるのは、トランス脂肪酸をふくむマーガリンが使われていることです。

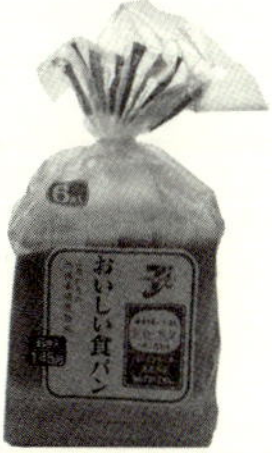

［食品原料］ 小麦粉、糖類、マーガリン、パン酵母、食塩、発酵調味料、バター

［添加物］ なし

［アレルギー表示］ 原材料の一部に大豆を含む

これについて、「アメリカでは、食品55g中にトランス脂肪酸は0・5g以下という基準がある。『おいしい食パン』の場合、100g中にトランス脂肪酸が0・05g」とのこと。**規制が厳しいアメリカの基準の約18分の1**になっています。

スパゲティ［☆☆］

セブンプレミアム（セブン‐イレブン）

日本でも、スパゲティ（パスタ）を食べる人がふえています。

この製品には「デュラム小麦１００％使用」とあります。デュラム小麦は、地中海沿岸や中近東、アメリカ、カナダなどで栽培されている粒の硬い小麦で、スパゲティやマカロニに適しています。**乾燥させてあるので、腐敗することがないため、保存料が必要なく、ほかの添加物も使われていません。**販売者は、日本製粉。

「スパゲティはとても便利な食べ物」と感じている人も多いと思います。3年間くらい保存がきくので、買い置きして必要なときにちょっとした野菜やケチャップ、ニンニクなどがあれば、すぐに調理できます。ペペロンチーノは、唐がらしとニンニク、塩、オリーブ油があれば簡単に作れます。ぜひ、自宅でおいしいスパゲティを作ってください。

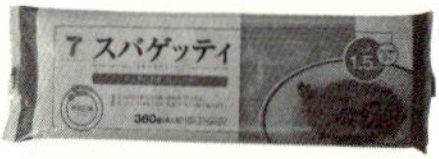

［食品原料］ デュラム小麦のセモリナ

［添加物］ なし

［アレルギー表示］ 小麦

風味伝承うどん［☆☆］

バリューライン（ローソン）

「ご飯よりも、うどんが好き」という人もいると思います。そんな人におすすめなのが、この商品です。3束（3食分）が105円と低価格です。**原材料は、小麦粉と食塩と、いたってシンプルで、添加物は使われていません。**しかも、なかなかコシがあって、味わい深いうどんなのです。

昔は小麦粉に漂白剤が使われていて問題になったことがありましたが、今は使われていません。また、「農薬は残留していないの？」と心配する人もいるかもしれませんが、ほとんど心配ないでしょう（詳しくは「そうめん」の項を参照）。

なお、うどんだけでは栄養がかたよるので、わかめやネギなどを入れるのをお忘れなく。ただし、小麦アレルギーの人はご注意を！

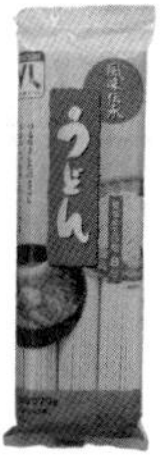

［食品原料］ 小麦粉、食塩

［添加物］ なし

［アレルギー表示］ 小麦

風味伝承そば［☆☆］

バリューライン（ローソン）

「うどんより、そばのほうが好き」という人もいるでしょう。そんな人におすすめなのが、この商品です。とにかく安い！　前項のうどんと同様3束（3食分）で105円です。

原材料は、小麦粉、そば粉、食塩で、無添加。けっこうコシの強いそばで、冷たいそばにも、かけそばなど温かいそばにも合います。ちなみに、**そばにはポリフェノールのルチンという独特の物質がふくまれていて、毛細血管を丈夫にする**とされています。ただし、そばアレルギーの人はご注意！

そば（乾めん）は保存がきき、つゆがあれば簡単に食べられるので、便利な食材です。

なお、原材料のそばは、ふつうカナダや中国などから輸入されています。

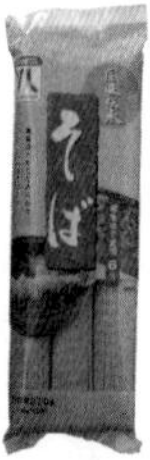

［食品原料］ 小麦粉、そば粉、食塩

［添加物］ なし

［アレルギー表示］ 小麦、そば

そうめん［☆☆］

セブンプレミアム（セブン-イレブン）

「夏場はやっぱりそうめん」という人も多いでしょう。この製品は、1袋（450g）が5食分で、198円とリーズナブル。原材料は、小麦粉と食塩のみで、無添加です。製造元は、藤原製麺。前にも書いたように、**昔は小麦粉に漂白剤が使われていて、問題になったことがありましたが、今は使われていない**ので、その点は安心できます。

「原料の小麦粉に農薬は残っていないの？」と心配する人もいるかもしれません。しかし、小麦粉に農薬が残留していたとしても、基準をかなり下回っており、めんを加工する際にある程度除去され、さらにめんをゆでた際にお湯に溶け出すと考えられるので、ほとんど心配ないでしょう。

ただし、小麦アレルギーの人は、ご注意を！

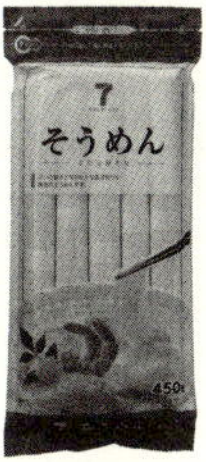

［食品原料］ 小麦粉、食塩

［添加物］ なし

［アレルギー表示］ 小麦

カップみそスープ　あさり［☆］

セブンプレミアム（セブン－イレブン）

口当たりのよいみそとあさりのエキスがマッチした、コクのあるみそ汁が簡単に作れます。製造元は、ハナマルキ。たん白加水分解物とは、肉や大豆などのタンパク質を塩酸または酵素で分解したもので、アミノ酸からなります。塩酸で分解した場合、「塩素化合物ができて問題だ！」という指摘があります。

ただし、**塩酸は胃液の主成分で、ということは毎日胃のなかでタンパク質が塩酸で分解されている**ことになります。「これも危険だ！」ということになるのか？　そんなわけで、今回「たん白加水分解物」を危険とは判断しませんでした。

「酒精」とはエチルアルコールのこと。調味料（アミノ酸等）については、「鰹と昆布のつゆ」の項を参照してください。

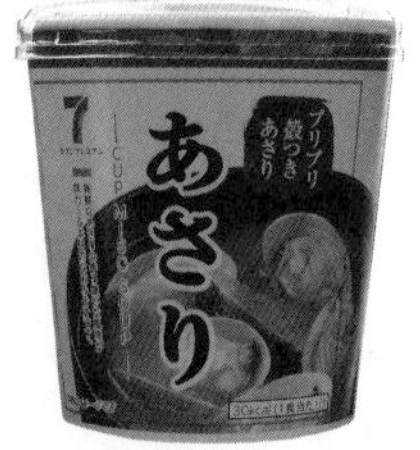

［食品原料］ 米みそ、魚介エキス、食塩、たん白加水分解物、殻付あさり

［添加物］ 酒精、調味料（アミノ酸等）

［アレルギー表示］ 大豆

たまごスープ［☆］

トップバリュ（ミニストップ）

フリーズドライされたスープの具です。添加物としては、酸化防止剤のビタミンEが使われていますが、**もともとビタミンEは小麦胚芽や植物油にもふくまれており、安全性に問題はありません。**

デキストリンは、ぶどう糖がいくつも結合したものです。かつお節エキス、昆布エキス、酵母エキスは、かつお節や昆布、食品に使われている酵母から、それぞれうま味成分をふくんだエキスを抽出したものです。試食してみましたが、味がまろやかで口への刺激もほとんどなく、胃が刺激されたり、重苦しくなることもありませんでした。わかめにも歯ごたえがあります。１袋（５食分）が２９８円。

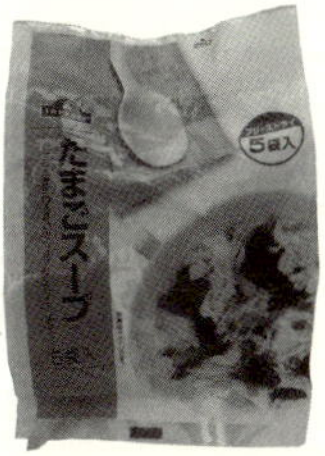

［食品原料］ うきみ［鶏卵、わかめ、ねぎ、酸化防止剤（ビタミンE）］、食塩、デキストリン、しょうゆ（大豆、小麦を含む）、かつお節エキス（小麦を含む）、ばれいしょでん粉、昆布エキス、酵母エキス、ゼラチン、砂糖、香辛料

［添加物］ 酸化防止剤（ビタミンE）

［アレルギー表示］ 原材料に「卵、小麦、大豆、ゼラチン」の成分が含まれています

のり茶漬［☆］

バリューライン（ローソン）

「残ったご飯は、お茶漬けで食べる」という人は多いと思います。そんなときに便利なのが、お茶漬けの素です。

この製品は、とにかくリーズナブル。1袋（6食分入り）が、105円です。販売者は、マルハニチロ食品。質のよい青のりが使われています。

調味料（アミノ酸等）については、「鰹と昆布のつゆ」の項を参照してください。**添加量が少ないためか、ほとんど口に残らず、さっぱりとした味**になっています。

ただ、注意しなければならないのは、1食分あたりのナトリウム量が0・81g（食塩相当量2・1g）と多いことです。塩分の取りすぎになる可能性があるので、気をつけなければなりません。毎日食べるのはやめたほうがよいですね。

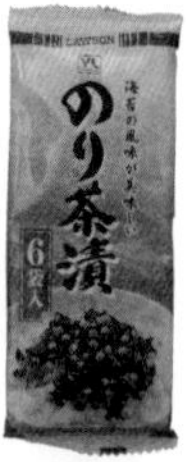

［食品原料］ 食塩、あられ、でん粉、のり、砂糖、抹茶

［添加物］ 調味料（アミノ酸等）

［アレルギー表示］ なし

カット わかめ［☆☆］

バリューライン（ローソン）

わかめを洗浄して、乾燥させた商品です。そのため、みそ汁やラーメンなどにそのまま入れて使うことができるので、とても便利です。30gで105円と低価格です。気になるのは、わかめの産地なのですが、理研ビタミンの「ふえるわかめちゃん」（14gで238円）が国産なのに対して、この製品のわかめは、中国産です。この産地の違いが、価格の違いになっているようです。

製造元の大忠食品によると、「大連地区（遼東半島の先に位置する）で養殖されたわかめを使っています。当社の社員が年に何度か現地を訪れ、養殖業者を指導しています。**原料のわかめを吟味して、さらに日本で選別しています。当然、きれいな海域で養殖されたものを仕入れています**」とのこと。

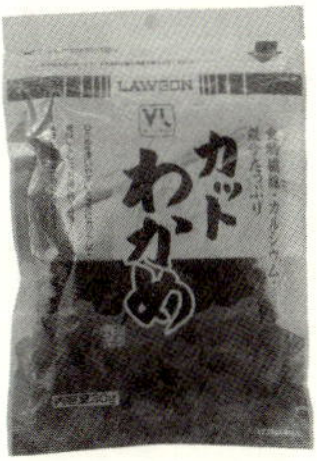

［食品原料］ 湯通し塩蔵わかめ（中国産）

［添加物］ なし

［アレルギー表示］ なし

焼のり［☆☆］

セブンプレミアム（セブン－イレブン）

焼のりも、乾燥わかめと並んですぐれた食品といえます。**無添加で、保存性にすぐれ、しかも、食物繊維を豊富にふくみ、ミネラル類やビタミン類もふくんでいるから**です。

この製品は「国内産」とあります。製造者のアイワイフーズによると、「香川、兵庫、岡山、広島産の養殖のりを使っている」とのことです。海域が汚染されていないのか気になるところですが、「養殖している漁協から、『汚染されていない』という報告を受けている。また、成分検査や菌数検査を行ない、問題のないものを使っている」とのこと。

値段は、10枚入りで198円と手頃です。1枚（3g）あたり脂質0・1g、タンパク質1・2g、炭水化物1・3g、ナトリウム0・0159g（食塩相当量0・04g）と、脂質や塩分が少ないので安心です。

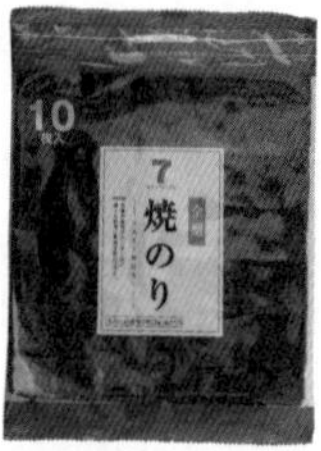

［食品原料］乾のり（国内産）
［添加物］なし
［アレルギー表示］なし

国内産とろろ昆布

「☆☆」

セブンプレミアム（セブン-イレブン）

とろろ昆布はとても便利な商品です。おわんにとろろ昆布とかつお節を入れ、しょうゆを少々たらして、お湯を注げば簡単においしいお吸い物のでき上がり！

ふつう、とろろ昆布には酸味料などが添加されています。ところが、**この製品には添加物が使われていないのです。醸造酢と米酢で、保存性を高め、味付けもしている**のです。

ただし、気になるのが「コーンスターチ（とうもろこしデンプン）」を使っている点。製造元のマツモトによると、「昆布のくっつきをよくするため、いわば糊《のり》の代わりに使っている」とのこと。これを使わないと、昆布がばらけてパサパサになってしまうといいます。「原料のコーンは、分別された、遺伝子組み換えでないものを使っている」とのことです。

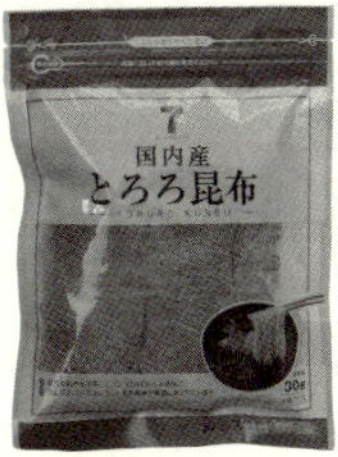

［食品原料］ 昆布（国産）、醸造酢、米酢、砂糖、コーンスターチ

［添加物］ なし

［アレルギー表示］ なし

花かつお［☆☆］

バリューライン（ローソン）

今は「ほんだし」（味の素）のような即席だしを使う人がふえていますが、本来のだしは、かつお節やにぼしなどでとるものです。

「花かつお」は、国内産のかつお節を原料にしていて、無添加です。かつお節とは、かつおを特殊なカビとともに乾燥させて堅くし、それを薄く削ったものです。

簡単で、おいしいみそ汁の作り方を教えましょう。小さい鍋にかつお節と水を入れ、沸騰させます。その間に、おわんにみそと乾燥わかめを入れます。十分沸騰させてだしをとったお湯をおわんに注いで、よくかき混ぜ、みそを溶かします。これで、でき上がり。きざんだネギを入れるといっそうおいしくなります。

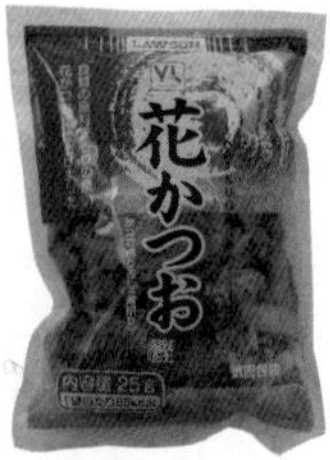

［食品原料］ かつおのふし（国内産）

［添加物］ なし

［アレルギー表示］ なし

早ゆでマカロニ［☆☆］

バリューライン（ローソン）

「サラダにマカロニをよく使う」という人もいると思います。そんな人におすすめなのが、この商品。何といっても安い。1袋（200g）が105円です。

原料はデュラム小麦のセモリナ（小麦胚乳の粗粒）で、無添加です。デュラム小麦は、地中海沿岸や中近東、アメリカ、カナダなどで栽培されている粒の硬い小麦で、マカロニやスパゲティに適しています。

これらの製品は見てもわかるように、カチンカチンで、水分がほとんどない状態になっていて腐りません。ですから、保存料は使われていません。味付けもされていないので、調味料も不使用です。

マカロニは、3年間くらいは日持ちするので、保存食としても利用できて、便利です。

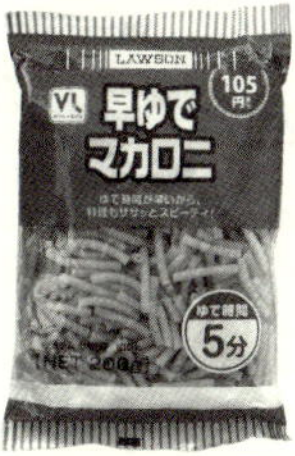

［食品原料］ デュラム小麦のセモリナ

［添加物］ なし

［アレルギー表示］ なし

スイートコーン（つぶ状）［☆］

セブンプレミアム（セブン－イレブン）

「缶詰のスイートコーンが好き」という人も多いのではないでしょうか？　ソフトな甘みと香ばしさがあって、そのままでも食べられますし、バター炒めや野菜サラダ、シチューなどにも使えます。ラーメンや冷やし中華に入れてもＯＫです。

この製品の原産国はアメリカで、輸入者は三井物産。**スイートコーンと食塩のみで、添加物は使われていません。**「遺伝子組み換えでない」との表示がありますが、アメリカで栽培されているとうもろこしは、大半が遺伝子組み換えのものになっています。

これは加工用です。そのまま食べるスイートコーンはそれほど遺伝子組み換えのものは多くありません。したがって、表示は信用できるでしょう。

値段は、１缶（内容総量１９８g、固形量１６５g）で98円とリーズナブルです。

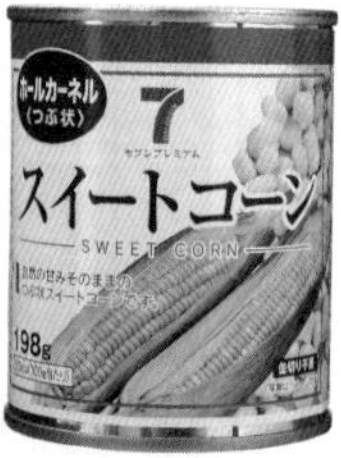

［食品原料］ スイートコーン（遺伝子組み換えでない）、食塩

［添加物］ なし

［アレルギー表示］ なし

北海道産金時豆［☆☆］

セブンプレミアム（セブン-イレブン）

甘い煮豆は、ご飯のおかずに便利です。「おやつにも食べている」という人もいるかも。「北海道産金時豆」の原材料は、金時豆（北海道産）と砂糖、食塩とシンプル。

真空パックによって空気を除いて、細菌が繁殖できないようにしているので、保存料は使っていません。さらに、砂糖を多く使うことで防腐効果を高めています。製造元は、小倉屋柳本。煮豆というとフジッコが有名ですが、この会社の製品も、無添加のものが多くなっています。

「北海道産金時豆」は、1袋（155g）158円と手頃です。エネルギーは、1袋あたり282kcalで、糖質を52・9g、タンパク質を10・7g、食物繊維を9・6gふくんでいます。食物繊維の1日必要量は20～25gなので、1袋で約半分とることができます。

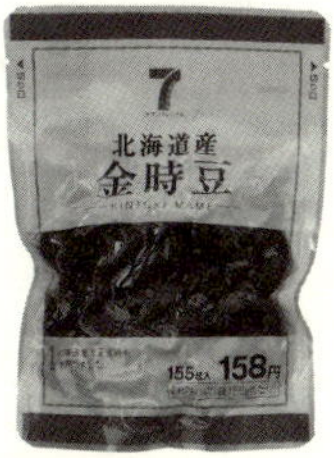

［食品原料］ 金時豆（北海道産）、砂糖、食塩

［添加物］ なし

［アレルギー表示］ なし

あたりめ [☆☆]

肴家（ローソン）

あたりめといえば、つまみの定番ですね。「独特の歯ごたえと、噛《か》んでいるうちに滲《にじ》み出してくる味が好きだ」という人も多いでしょう。

この製品の原材料は、いかと食塩だけです。**添加物は使われていません。**ちょっと固いので、歯が丈夫でない人は食べるのが大変かもしれません。値段は、1袋（28g）168円です。販売者は、珍味で有名ななとり。

エネルギーは、1袋あたり90kcal。お酒を飲みながら食べても問題ないでしょう。ナトリウムは、同じく0・475gで、食塩相当量は1・2gです。あまり食べすぎないほうがよさそうです。なお、ファミリーマート「かんぱい屋」やデイリーヤマザキ「おつまみ職人」の「あたりめ」も、販売者はなとりで、同じような商品です。

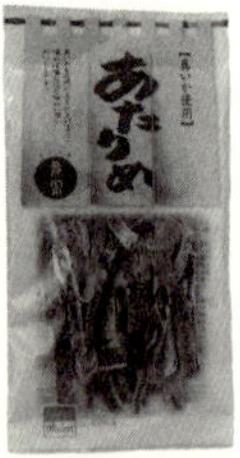

[食品原料] いか、食塩

[添加物] なし

[アレルギー表示] なし

焼うるめ［☆☆］

素材嗜好（サークルKサンクス）

「焼うるめって、何?」という人もいるかもしれませんね。ようするに、うるめいわしを乾燥させ、焼いたものです。お酒のおつまみです。販売者は、北日本食品販売。

味付けは食塩だけで、添加物は使われていません。**うるめいわし自体がタンパク質を多くふくんでいて、うまみがあるので、調味料などを使わなくても十分**なのでしょう。

1袋（19g）が298円と高めです。国内産のうるめいわしを使っているので、仕方がないかもしれません。

エネルギーは、1袋あたり58kcalと少ないので、お酒を飲みながらムシャムシャ食べても、問題ありません。気になるナトリウムは0・06gで、食塩相当量は0・15gと少ないので、これも問題なし。カルシウムが豊富で、タンパク質も11・5gふくまれています。

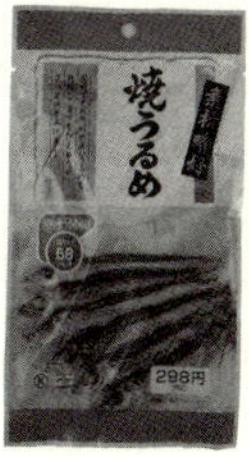

［食品原料］ うるめいわし(国産)、食塩

［添加物］ なし

［アレルギー表示］ なし

焼きするめげそ［☆☆］

かんぱい屋（ファミリーマート）

「あたりめもいいけど、げそのほうが好きだ」という人もいるでしょう。あたりめは、いかの胴体を裂いたもので、げそは足の部分です。

この製品の原材料は、いかと食塩だけで、添加物は使われていません。するめいかの足を焼いたもので、独特の味があり、お酒にはピッタリですが、かなり固めです。

エネルギーは、1袋（17g）あたり57kcalと少ないので、お酒と一緒に食べても問題はないでしょう。気になるナトリウムは、同0・398gで、食塩相当量は1・01gです。**いかはけっこうタンパク質が多い**ようで（だから、おいしいのでしょうね）、10・1gふくまれています。1袋が105円。販売者は、なとりです。

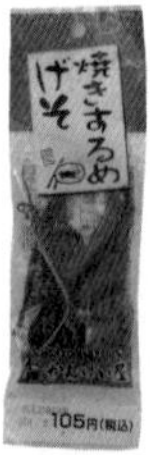

［食品原料］ いか、食塩

［添加物］ なし

［アレルギー表示］ なし

いわしせんべい［☆☆］

ほがら菓たいむ（サークルKサンクス）

お酒を飲むときに、「何かつまみが欲しい」という人は多いと思います。イカのくんせいやさきイカなどを好む人が多いですが、それらにはふつう保存料や甘味料が添加されています。

そこで、おすすめしたいのがこの製品です。もちろんおやつにもOK。いわしを主原料に砂糖やしょうゆなどで味付けしたもので、けっこう濃い味がします。値段は、1袋（20g）が105円と手頃。

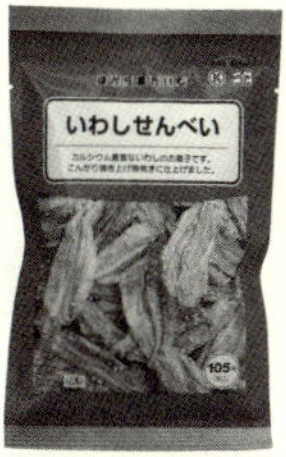

［食品原料］ いわし、砂糖、麦芽糖、胡麻、でん粉分解物、しょうゆ（大豆、小麦を含む）、魚しょう（サケを含む）、香辛料

［添加物］ なし

［アレルギー表示］ 大豆、小麦を含む。サケを含む

栄養的にもすぐれていて、1袋あたりタンパク質を10・9gふくんでいます。 ちなみにタンパク質は、1日に体重の1000分の1程度をとる必要があるとされます。体重50kgの人なら、約50gです。カルシウムも280mg（成人の1日必要量は600mg）ふくんでいます。製造元は、泉屋製菓総本部です。

直火焼きおこげせん［☆］

ボクのおやつ（ファミリーマート）

せんべいには、たいてい調味料（アミノ酸等）、カラメル色素、甘味料などが添加されています。しかし、**この製品には添加物が使われていません。**そのため、口のなかや胃が刺激されるということがありません。販売者は、金吾堂製菓。

原料に使われているガラクトオリゴ糖は、母乳などにふくまれている糖です。酵母エキスは、食品として用いられている酵母から抽出されたエキス。たんぱく加水分解物は、肉や大豆などのタンパク質を分解したもの。

ただし、食塩が多いのが気になります。1袋（68g）あたりナトリウムが0・448g（食塩相当量1・14g）ふくまれています。食塩は、直接胃を刺激する面があり、高血圧の原因にもなりますので、食べすぎには注意してください。値段は1袋105円。

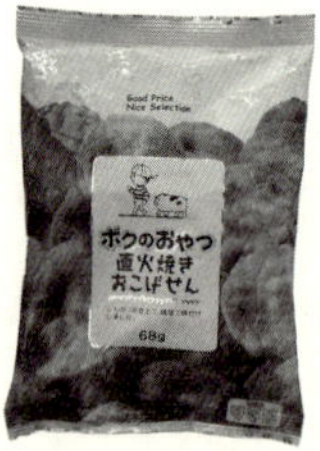

［食品原料］ うるち米、植物油脂（綿実油）、食塩、粉末しょうゆ、たんぱく加水分解物、ガラクトオリゴ糖、酵母エキス

［添加物］ なし

［アレルギー表示］ 原材料一部に大豆・小麦・ゼラチンを含む

ピスタチオ［☆☆］

デリシャスナッツ（サークルKサンクス）

「つまみは、ピスタチオが一番好きだ」という人もいると思います。ビールや日本酒、ワインなど、どのお酒にも合います。

　この製品は、**「直火で丁寧に煎《い》り上げて、ピスタチオ本来の旨味を引き出しました。伯方の塩で軽い塩味に仕上げています」**とありますが、嘘ではないようです。とても香ばしくて、適度なかたさがあるので、おそらく「直火で煎っている」と思われます。また、塩味もおだやかな感じで、口や胃を刺激することがありません。添加物は使われていません。

　気になるナトリウムは、１袋（61ｇ）あたり０・26ｇで、食塩相当量は約０・66ｇ。脂質が同28・９ｇで、エネルギーが３７５ｋｃａｌとけっこう高いので、食べすぎには注意してください。値段は、１袋が１６０円。製造元は、稲葉ピーナツ。

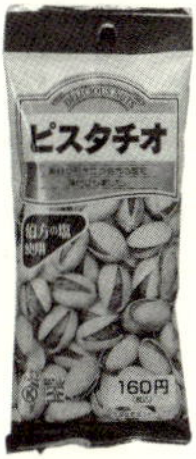

［食品原料］ ピスタチオ（アメリカ産）、食塩

［添加物］ なし

［アレルギー表示］ なし

カステラ［☆☆］

和匠庵（セブン－イレブン）

「カステラを食事代わりに食べる」という人もいると思います。カステラは、膨張剤を使った製品が少なくありませんが、この製品には使われていません。「しっとり焼き上げた、卵の風味豊かなカステラです」と表示されていますが、**膨張剤が使われていない**ので、パサパサした感じがなく、確かにしっとりとしています。口に入れたときの違和感や刺激感がなく、まろやかな味がします。

エネルギーは、1袋（3切れ）あたり367kcalと低くはないので、食べすぎには注意したほうがよいでしょう。なお、タンパク質は、同じく7・3gふくまれています。

おやつに最適な商品ですね。軽い食事代わりにもなります。値段は、1袋が200円。製造元は、井村屋です。

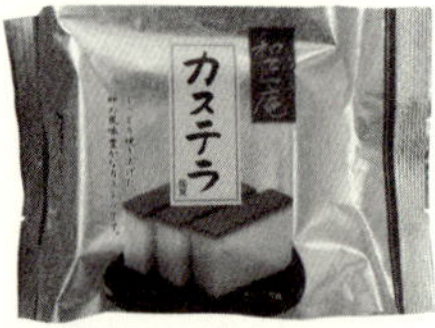

［食品原料］ 鶏卵、砂糖、小麦粉、水あめ、もち米あめ、ざらめ糖

［添加物］ なし

［アレルギー表示］ なし

煉ようかん［☆☆］

和菓撰（ファミリーマート）

ちょっとお腹が空いたときや疲れたときにようかんを食べると、元気が出るような気がします。糖分がすばやく吸収されて、エネルギーになるからでしょう。

この製品には、保存料などの添加物は使われていません。それでも、長期間保存できるのは、砂糖がたくさん使われているからです。**食品に砂糖が50～60%ふくまれると、細菌は増殖できなくなります。**これを「糖蔵」といいます。

原材料にある還元水飴は、水飴に水素を添加（これを還元といいます）したもので、食品に分類されています。これまでに還元水飴が問題になったことはありません。エネルギーは1個（60g）あたり174kcalですから、小さい割には高いですね。値段は、1個63円。製造元は、米屋です。なお、これと同じような製品が「練ようかん」として、ミニストップなどで売られています。

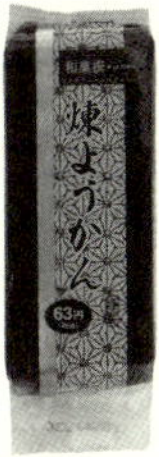

［食品原料］ 砂糖、小豆餡、還元水飴、寒天

［添加物］ なし

［アレルギー表示］ なし

蜜がけコーン［☆☆］

無印良品（ファミリーマート）

「油を使わず、釜で膨らませたトウモロコシです。室戸沖の海洋深層水で煮た蜜でからめました」とあります。値段は、1袋（100g）105円と手頃です。油で揚げていないので、ポップコーンのような油のしつこさがなく、さっぱりしています。また、**油の酸化によって、有害な過酸化脂質ができる心配がありません。**添加物が使われていないので、口内に変な刺激がなく、食べたあとに胃がもたれるようなこともありません。

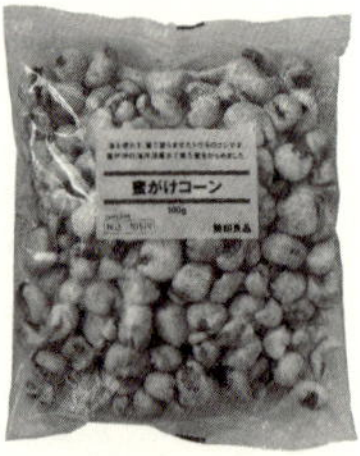

［食品原料］ とうもろこし（遺伝子組み換えでない）、砂糖、海洋深層水、水飴、蜂蜜

［添加物］ なし

［アレルギー表示］ なし

原材料のとうもろこしは、「遺伝子組み換えでない」と表示されています。アメリカでは、とうもろこしの大半が遺伝子組み換えされたものになっています。これは分別された非組み換えのとうもろこしを使っているということです。

やきいも［☆☆］

ほがら菓たいむ（サークルKサンクス）

昔、夜中に「やきいも〜やきいも〜」という声をよく聞いたものです。リヤカーでやきいもを売り歩いていたのです。

そんなやきいもを手軽に食べられるようにしたのが、この製品です。原材料は、さつまいものみで、添加物は使われていません。1袋（90g）が105円です。販売者は、ティー・シー・シー。

試食してみましたが、ふつうのやきいもに近い味がします。口内に変な刺激は感じませんので、無添加であることは間違いないでしょう。輸入者がNC総合開発とあるので、中国から輸入された製品のようですが、**中国からの製品がすべて悪いということはありません。きちんと添加物や残留農薬などが管理されたものなら、問題ない**のです。

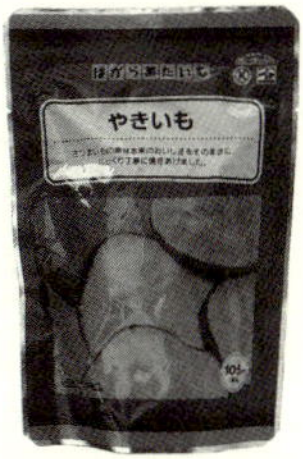

［食品原料］さつまいも

［添加物］なし

［アレルギー表示］なし

やわらかきなこ飴［☆☆］

ボクのおやつ（ファミリーマート）

「あめをなめると、リラックスできる」という人もいるようです。しかし、あめやキャンディにはたいてい香料が添加されていて、人工的な強烈なにおいがします。また、着色料で色をつけた製品も少なくありません。

この製品には、添加物は使われていません。なめているときの刺激感がなく、きなこの自然な味がします。やわらかいので、噛むとすぐにちぎれ、お菓子に近い感じです。値段は、１袋（60ｇ）１０５円です。製造元は宮川製菓。エネルギーは、１袋あたり２２８ｋｃａｌで、**きなこを原料としているため、タンパク質を９・８ｇ（タンパク質の１日必要量は、体重のおおよそ１０００分の１）ふくんでいます。**ローソンの「おやつごろ」シリーズの「きなこ飴」も中身はほとんど同じです。

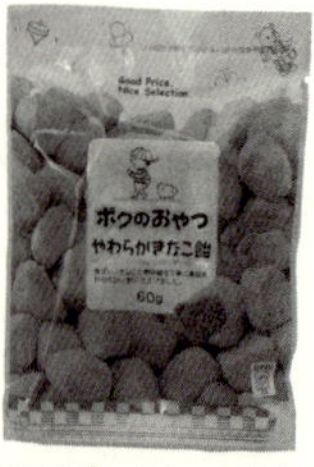

［食品原料］ きなこ（大豆：遺伝子組み換えではない）、水飴、砂糖、黒砂糖

［添加物］ なし

［アレルギー表示］ なし

割れむき甘栗［☆☆］

ボクのおやつ（ファミリーマート）

「甘栗が大好きなので、たくさん食べたい」という人におすすめなのが、この商品です。1袋（60g）が105円と安いからです。原材料は天津甘栗で、砂糖も添加物も使われていません。

甘栗といえば、「甘栗むいちゃいました」（クラシエフーズ）が有名ですが、1袋（85g）315円です。つまり、「割れむき甘栗」の値段は、それの半分ということになります。原産国は中国で、同じです。名前の通り、栗が割れていますが、食べる分には関係ないでしょう。ただし、「甘栗むいちゃいました」は有機食品ですが、これはふつうの食品です。

エネルギーは、1袋あたり110kcal。タンパク質が2・3gで、カリウムやマグネシウムなどもふくんでいるので、おやつにはピッタリだと思います。

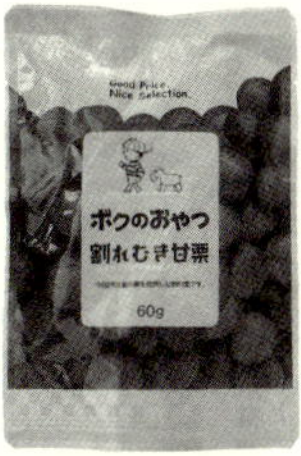

［食品原料］ 天津甘栗

［添加物］ なし

［アレルギー表示］ なし

卵黄ボーロ［☆☆］

無印良品（ファミリーマート）

「子どものころ、タマゴボーロをよく食べた」という人は多いと思います。この製品は、そんななつかしさを思い起こさせるものです。「膨張剤や添加物を使わず、卵黄で練り上げた口どけのよいボーロ」と表示されています。

原材料のばれいしょは、「遺伝子組み換えでない」とあります。実はじゃがいもは、遺伝子組み換えのものが開発されていて、アメリカなどで栽培されています。

しかし、**まだアメリカで遺伝子組み換えのじゃがいもが栽培されるケースは少ないので、日本に入ってくることはほとんどない**でしょう。国内では、遺伝子組み換えじゃがいもは栽培されていません。

まろやかな心なごむ味のする製品ですが、卵アレルギーの人は注意してください。

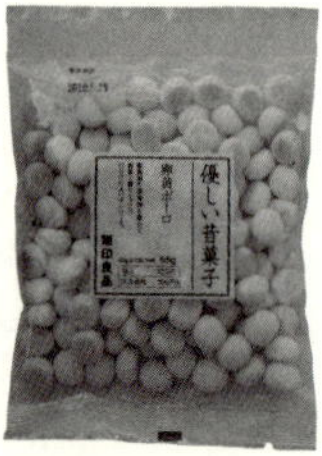

［食品原料］ ばれいしょ（遺伝子組み換えでない）、砂糖、卵黄、脱脂粉乳

［添加物］ なし

［アレルギー表示］ 卵黄には微量の卵白が含まれております

一番摘み 煎茶 [☆]

セブンプレミアム（セブン－イレブン）

煎茶のティーバッグです。茶葉は国産で、20パック（1パック2g）で268円とリーズナブル。製造元は、ハラダ製茶。

気になるのは、茶を栽培する際に使われた農薬が残留していないかという点です。お茶は野菜と違って洗うことができませんから。ハラダ製茶によると、**「残留農薬については、214品目の農薬を検査しているが、基準を超えてはいないし、ほとんどが検出限界以下」**とのことです。

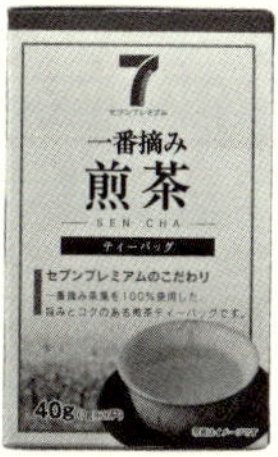

[食品原料] 茶（国産）
[添加物] なし
[アレルギー表示] なし

また、ティーバッグに使われている紙については、「漂白はしているが、塩素を使わず、酸素で行なっているので、安全性に問題はない」とのこと。

ただし、本来は茶葉を急須に入れて飲んだほうがよいでしょう。それが面倒なときは、ティーバッグの利用もアリかなという感じです。

オリジナルブレンド　レギュラーコーヒー(粉)［☆☆］

セブンプレミアム（セブン－イレブン）

とにかくこの製品は安い。1袋（400g）が398円！　ふつうのレギュラーコーヒーの約半分の値段です。「そんなに安くて、大丈夫？」と不安を感じる人もいるでしょう。でも、製造元がキーコーヒーと聞いて、少しは安心するはず。

昔から、**キーコーヒーは良質のコーヒー豆を提供していることで知られ、「キーコーヒー」の看板のある喫茶店に入ると、必ずおいしいコーヒーを出してくれます。**

コーヒー豆は、ブラジル、コロンビア他とあります。残留農薬が気になるところですが、キーコーヒーによると、「輸入時に検疫で検査がある。また、当社でも独自に検査を行ない、問題のないものを使っている」とのことです。

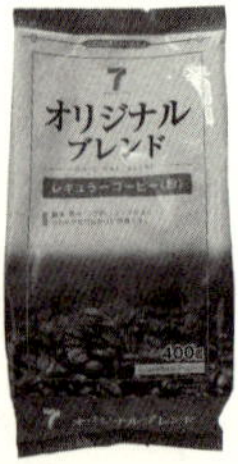

［食品原料］ コーヒー豆（生豆生産国名：ブラジル、コロンビア他）

［添加物］ なし

［アレルギー表示］ なし

紅茶 ダージリン100%［☆］

セブンプレミアム（セブン－イレブン）

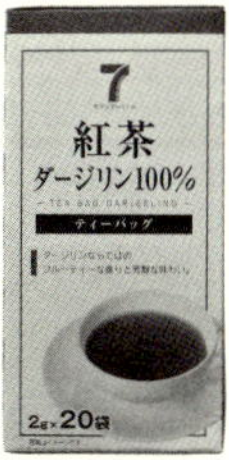

［食品原料］ 紅茶

［添加物］ なし

［アレルギー表示］ なし

「コーヒーや緑茶よりも、紅茶のほうが好き」という人も少なくないと思います。紅茶はパンやケーキにも合いますし、リラックスしたいときにはうってつけです。

この製品の製造者は、日東紅茶の三井農林です。紅茶の原産国はインドで、無添加です。紅茶ティーバッグは、お湯を注いでそのまま飲むので、茶葉に農薬が残留していた場合、それが溶け出すことになるので、気がかりです。

三井農林によると、**「インドの茶園をしぼり込んで、使用農薬を把握し、それらが残留していないかを確認して、日本の基準に合致したものを使っている」**とのこと。ティーバッグの紙については「漂白はしているが、ＥＣＦ（エレメンタルクロラインフリー）という、塩素を使わない方法で行なっている」とのことでした。

のむヨーグルトプレーン［☆☆］

セブンプレミアム（セブン－イレブン）

ふつうのむヨーグルトには香料が使われていて、鼻をつくような人工的なにおいがします。ところが、**この製品（製造者・オハヨー乳業）は、香料が使われていないため、自然なヨーグルトの香りがします。**また、合成甘味料も使われていないため、ほのかな甘さが、口のなかに広がります。

香料は、合成のものだけでも100品目程度あり、それらを何品目、あるいは何十品目と混ぜ合わせて、フルーツなどの香りを出しています。合成香料のなかには毒性の強いものもありますが、どれを使っても、「香料」としか表示されないので、何が使われているのかわかりません。そもそも合成香料をやたらと使い、強烈なにおいで消費者を惑わせて、商品を買わせようとするやり方自体に問題があります。

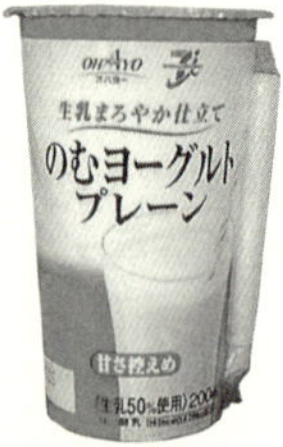

［食品原料］ 生乳、乳製品、砂糖

［添加物］ なし

［アレルギー表示］ なし

一味唐がらし［☆☆］

バリューライン（ローソン）

唐がらしは、七味唐がらし（唐がらしに、ごま・みかんの皮を干したもの・ケシ・菜種・麻の実・さんしょうなどをくだいて混ぜたもの）が多いのですが、それほど辛くないので「これではもの足りない！」という人も少なくないようです。

そんな人には、この製品がおすすめです。一味唐がらしは、赤唐がらしのみを原料にし、無添加です。値段も1袋（30ｇ）で105円とリーズナブル。

唐がらしには、カプサイシンという独特の成分がふくまれています。カプサイシンは、体の中枢神経を刺激して、ホルモンの分泌を盛んにし、エネルギー代謝を活発にします。その結果、**脂肪が燃焼しやすくなる**といわれています。また、末梢神経を刺激して、血行をよくする働きがあるとされています。

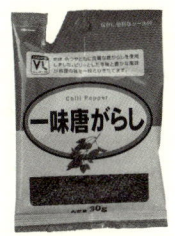

［食品原料］ 赤唐辛子

［添加物］ なし

［アレルギー表示］ なし

鉄釜焙煎 いりごま（白）［☆☆☆］

セブンプレミアム（セブン－イレブン）

私は、この製品をほぼ毎日食べています。おいしくて、体にもいいし、値段も1袋（60g）で98円と手頃だからです。いりごま（白）のみで、添加物はなし。

昔から「ごまは体によい」といわれています。カリウム、カルシウム、マグネシウム、鉄、亜鉛などのミネラルやビタミン類がふくまれているからです。

また、ごまには、オリーブ油などにも多くふくまれるオレイン酸がふくまれています。**オレイン酸は、善玉（HDL）コレステロールを下げずに、悪玉（LDL）コレステロールを下げて、動脈硬化を防ぐ**とされています。

私の場合、夏場はざるそばをよく食べるのですが、いりごまをふると、ごまの香りと味でそばがいっそうおいしくなります。ご飯にごまをかけてもおいしいです。

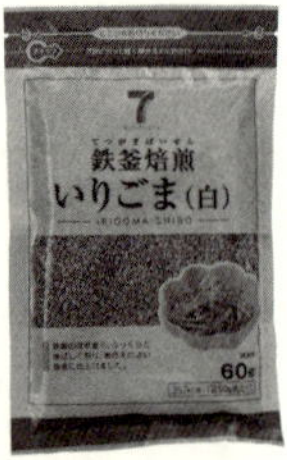

［食品原料］ いりごま（白）

［添加物］ なし

［アレルギー表示］ なし

エキストラバージンオリーブオイル［☆☆☆］

セブンプレミアム（セブン－イレブン）

「パスタ料理には、必ずオリーブオイルを使う」という人はとても多いでしょう。オリーブオイルは、地中海沿岸を中心に栽培されているオリーブの実をしぼった油です。油をろ過しただけで、何も化学処理をしていない「バージンオリーブオイル」と、単なる「オリーブオイル」に分けられます。

バージンオイルは、官能検査や酸度の違いによって、更にエキストラバージンオイル、バージンオイル、オーディナリーバージンオイルに分けられます。

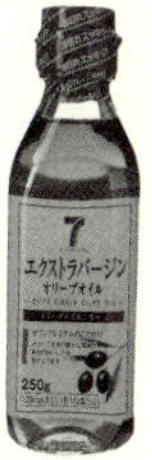

［食品原料］ 食用オリーブ油

［添加物］ なし

［アレルギー表示］ なし

とくに**エキストラバージンオイルは、最も良質なオリーブオイルで、香りがとてもよく、酸度の低い**ものです。この製品の製造元は、Ｊ－オイルミルズ。１本（２５０ｇ）３４８円。スーパーなどで売られているオリーブオイルも、ほとんどがこの会社の製品です。

鰹と昆布のつゆ［☆］

バリューライン（ローソン）

「うどんやそばを自分で作って食べる」という人は少なくないでしょう。そんな人に便利なめんつゆで、1ビン（300mℓ）が105円と低価格です。

米発酵調味料は、米を酵母で発酵させたもので、みりんとほぼ同じです。「調味料（アミノ酸等）」は、L－グルタミン酸Naを成分とした「味の素」か、それに類似したもの。毒性は低いのですが、一度に大量にとると、人によっては顔から首筋、肩にかけての灼熱感やしびれを感じることがあります。また、あまりにも多くの食品に使われているので、「味の素」が入っていないと「まずい！」と感じる味音痴を作り出しています。ただし、めんつゆはよく使われるもので、**調味料（アミノ酸等）の添加量が少なく、刺激がない**ので選びました。

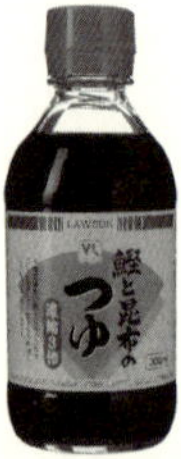

［食品原料］ しょうゆ（本醸造）（大豆（遺伝子組み換えでない）・小麦を含む）、風味原料（かつおぶし、こんぶエキス）、糖類（ぶどう糖果糖液糖、砂糖）、食塩、米発酵調味料

［添加物］ 調味料（アミノ酸等）

［アレルギー表示］ 大豆（遺伝子組み換えでない）・小麦を含む

鳴門の塩［☆☆］

バリューライン（ローソン）

この製品は、「鳴門の海水から作った国産塩」「国産原料100％」だといいます。いろいろな自然塩が売られていますが、国産の塩のように見えても、実は外国産が多いのが現状。その点、この塩は国内産ということで、安心感があります。製造元は、鳴門塩業。

塩化ナトリウムが96・3％で、ほかにカルシウム、マグネシウム、カリウムなどをふくんでいます。

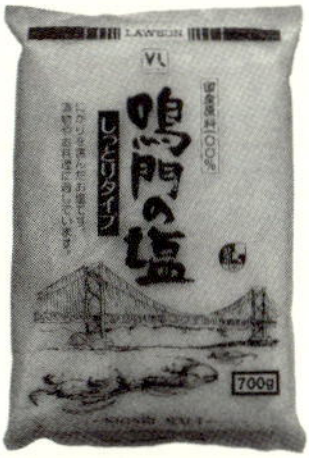

［食品原料］ 海水（鳴門）

［添加物］ なし

［アレルギー表示］ なし

製造法は、「イオン膜、立釜」とあります。イオン膜法は、イオン膜によって海水のなかの塩分を集めるもので、濃い食塩（海水の6倍ほどの濃度）を作ることができます。それを釜（立釜）に入れて、熱を加えて水分を蒸発させて、塩の結晶を作るのです。1袋（700g）が105円と、低価格です。

トマトケチャップ

［☆☆］

セブンプレミアム（セブン‐イレブン）

トマトケチャップはいろいろな料理に使えます。「スパゲティやチキンライスに使う」という人も多いでしょう。原材料は、トマト、糖類、醸造酢、食塩、たまねぎ、香辛料で、添加物は使われていません。濃い赤い色をしていますが、トマトにふくまれるβ‐カロチンやリコピンの色で、着色料は使われていないのです。

長期間保存することができますが、**もちろん保存料は添加されていません。**醸造酢が保存の役目をはたしているのです。

この製品は、500gで148円と低価格です。製造者はキッコーマン。なかには「ケチャップは、カゴメじゃなきゃあ」という人もいると思いますが、一度試しに買って、食べ比べてみるのもいいかもしれません。

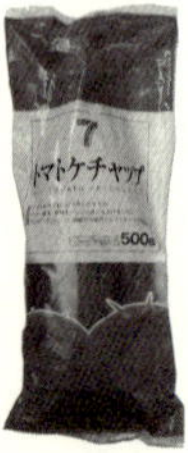

［食品原料］ トマト、ぶどう糖果糖液糖、醸造酢、食塩、たまねぎ、香辛料

［添加物］ なし

［アレルギー表示］ なし

マヨネーズ【☆】

セブンプレミアム（セブン-イレブン）

サラダやサンドイッチなどに欠かせないマヨネーズ。いわば、家庭の常備食品です。

マヨネーズの主な原材料は、植物油と卵です。それらを混ぜ合わせて、さらに糖類を入れ、醸造酢を加えます。**酢の力で腐るのを防いでいるので、保存料を添加しなくても、長い間日持ちします。**

ただし、味付けのためか、「調味料（アミノ酸等）」が添加されています。これは、おそらく「味の素」でしょう。この製品は、味の素グループのクノール食品が製造しており、ある意味しかたがないのかもしれませんが、実はキユーピーのマヨネーズにも、「調味料（アミノ酸）」が添加されているのです。

卵や植物油、醸造酢、糖類だけで味付けは十分だと思うのですが……。

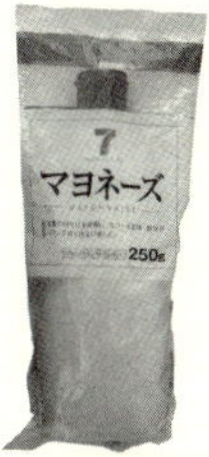

［食品原料］ 食用植物油脂、卵、水あめ、醸造酢、食塩、レモン果汁、香辛料

［添加物］ 調味料（アミノ酸等）

［アレルギー表示］ 卵・大豆

Column 2

コンビニのファストフード（揚げ物など）はどうなの？

今どこのコンビニに入っても、カウンター近くのケース内に、フライドチキン、唐揚げ、コロッケ、アメリカンドッグなどのファストフードが並べられています。「おいしそう！」と思わず買ってしまう人も多いと思います。

しかし、ジャンクフードの代表といわれるファストフードです。添加物や油は、心配ないのでしょうか？

まず添加物ですが、残念ながら表示されていません。なぜなら、法律で表示が義務付けられている食品は、袋や容器に入ったものだからです。フライドチキンやコロッケはバラ売りされているため、その対象になっていません。しかし、デイリーヤマザキの製品は1つずつ紙袋に入れられているので、表示されています。「北海道コロッケ」の場合、添加物は「増粘剤（グァー）、カロチノイド色素」です。

グァー（グァーガム）は、マメ科のグァーの種子を砕いたものですが、妊娠マウスに食べさせた実験では、29匹中6匹が死亡しました。このコロッケを食べ終わったあと、口のなかに刺激感が残りましたが、グァーのせいかもしれません。また、揚げ油が酸化して、有害な過酸化脂質ができていた可能性もあります。

コンビニでは、ふつうカウンター内に四角い金属製のフライヤーを設置し、コロッケやフライドチキンなどを揚げています。厚生労働省の衛生規範では、揚げ油の酸価値（油の劣化や変質を示す尺度）が2・5を超えた場合、新しい油に取り換えることになっています。酸価値が3・0以上になると、異臭がして、食べた場合に嘔吐や下痢をもよおすことがあるとされています。

各コンビニに問い合わせたところ、「この衛生規範を守っている」「独自に管理基準を設けている」などまちまちでした。

いずれにせよ、それぞれのお店が油の管理をしているのでしょうから、お店がきちんと油の交換をしているかがポイントです。

結局、そのお店で買ったものを一度食べてみて、カリッと揚がっていて胃や腸に刺激を感じることなく、お腹もこわさなければ、油に関しては「まあ大丈夫」と判断するしかないでしょう。ただし、フライヤーの油を見て、真っ黒だったら、やめたほうがよいとは思いますが……。

第3章

買ってもいい！コンビニに並ぶナショナルブランド

サトウのごはん【☆】

佐藤食品工業

「パック入りご飯は、便利だ」と感じている人は多いでしょう。電子レンジでチンすれば、すぐに温かいご飯が食べられます。しかも、長期間保存しておくことができます。

「サトウのごはん」の原材料は、うるち米のみで、添加物は使われていません。**ご飯をパック詰めする際に無菌状態にしているため、保存料を添加しなくても、長期間保存が可能**なのです。「新潟産コシヒカリ１００％」「ガス直火炊き無菌パック」との表示。

「『サトウのごはん』はおいしくない」という声をよく聞きますが、今回試食したところ、以前に比べて味がよくなっていて、ふつうのご飯とそれほど変わりありませんでした。

しかし、やはりご飯はちゃんとお釜で炊くのがベストだと思います。

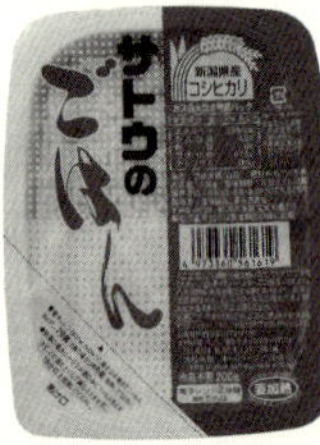

[食品原料] うるち米

[添加物] なし

[アレルギー表示] なし

超熟［☆］

敷島製パン

「余計なものは使わない」と、テレビで宣伝している食パン。その言葉通り、添加物は使われていません。イーストフードを使わず、パン酵母（イースト）の力でふっくらとさせています。もっちりしていて、なかなか食べごたえがあります。

ただ、気になるのはマーガリンを使っている点です。マーガリンには、今問題になっているトランス脂肪酸が平均で7％程度ふくまれているからです。しかし、敷島製パンによると、「早くからトランス脂肪酸の低減化に取り組んでいて、原材料のマーガリン、油脂、バターは、トランス脂肪酸の低いものを使っている。**『超熟』の6枚入りの場合、1枚（62g）にふくまれるトランス脂肪酸は0・1g未満。アメリカの基準は、55g中0・5g未満**です」とのこと。トランス脂肪酸の規制が厳しいアメリカの基準をかなり下回っていることになります。

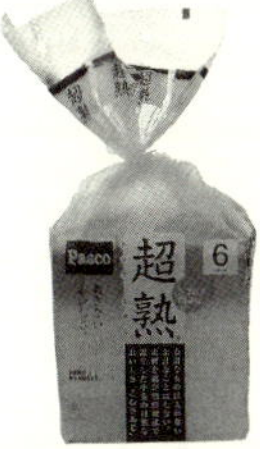

［食品原料］ 小麦粉、砂糖、マーガリン、パン酵母、食塩、バター、米粉

［添加物］ なし

［アレルギー表示］ なし

マ・マースパゲティ［☆☆］

日清フーズ

「スパゲティが好き」という女性はとても多いですね。日本人にとって、もはやスパゲティは、ご飯、パン、そば、うどんと並ぶ主食になっています。オリーブオイルとニンニク（粉タイプでもよい）、唐がらし、それと野菜があれば、独身の男性でも簡単に作れます。しかも、長期間保存できるので、まとめ買いしておくと便利。保存食にもなります。

この製品には「デュラム小麦100％使用」とあります。デュラム小麦は、地中海沿岸や中近東、アメリカ、カナダなどで栽培されている粒の硬い小麦で、スパゲティやマカロニに適しています。

乾燥させてあるので、細菌やカビが増殖できず、腐ることがないので、保存料などの添加物は使われていません。値段は、1袋（300g）が206円です。ちなみに、ほかのメーカーのスパゲティも無添加です。

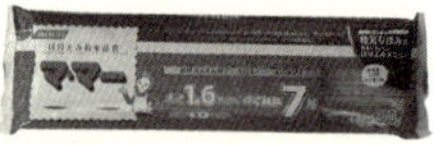

［食品原料］ デュラム小麦のセモリナ

［添加物］ なし

［アレルギー表示］ 小麦

上州手振りうどん【☆☆】

星野物産

うどん（乾めん）は、ご飯やパンと同様に主食となり、しかも長期間保存ができるので、とても便利な食材です。**この製品の原材料は、小麦粉と食塩だけで、添加物は使われていません。**ゆで時間は4～5分なので、簡単です。

うどんの簡単な作り方――お湯を沸騰させ、うどんを1束入れて4～5分ほどゆでます。その間に小さな鍋にどんぶり1杯分の水、めんつゆを入れて、沸騰させます。めんがやわらかくなったら、ザルに入れてお湯を切り、どんぶりに入れます。そして、沸騰しためんつゆをどんぶりに注ぎます。

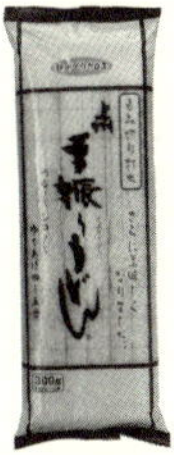

［食品原料］ 小麦粉、食塩

［添加物］ なし

［アレルギー表示］ なし

これだけでは栄養バランスがよくないので、乾燥わかめを入れ、さらに生たまごを落とせば、かなり栄養バランスはよくなります。ちなみに、ほかのメーカーのうどん（乾めん）もふつう無添加です。

生うどん［☆☆］

FDフーズ

コンビニには、けっこう生うどんが売られています。しかし、ほとんどがシマダヤの製品で、酸味料が添加されています。

酸味料は、クエン酸や乳酸など全部で25品目程度あり、毒性の強いものはほとんどないのですが、どれがいくつ使われているのかわからないので、不安が残ります。

この製品は、原材料は小麦粉と食塩だけなので、安心できます。値段も、1袋（200g）が78円とリーズナブル。デイリーヤマザキで売られていました。

生うどんをお湯で軽く煮立ててどんぶりに移し、そこに沸騰させためんつゆ（市販のめんつゆを水で薄めたものでOK）を注げばできあがり。カップうどんなどよりよほどおいしいので、ぜひお試しを！

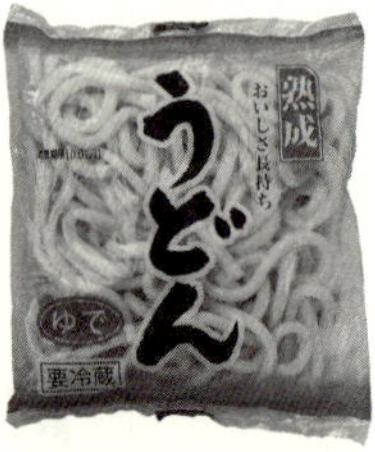

［食品原料］ 小麦粉、食塩

［添加物］ なし

［アレルギー表示］ なし

滝沢更科信州そば・とろろ入り［☆☆］

滝沢食品

乾そばは、便利で健康にもよい食品です。ふつう原材料は、小麦粉、そば粉、食塩で、添加物はふくまれていません。乾燥させてあるので、長期間保存がききますから、買い置きしておいて、いつでも使うことができます。

そばを作るのは簡単です。めんつゆを水で薄めて温ため、そばをゆでて、どんぶりに移し、めんつゆをかければでき上がりです。冷やせば、もりそばになります。

そばには、ビタミンB_1やB_2、ナイアシンなどが豊富にふくまれています。また、ポリフェノールの一種のルチンがふくまれていて、毛細血管を丈夫にする働きがあるとされています。

「滝沢更科信州そば・とろろ入り」は、やまのいも粉が入っているので、ややぬるぬるした感じがします。「さっぱりしたそばが好き」という人は、やまのいも粉が入っていない製品がよいでしょう。

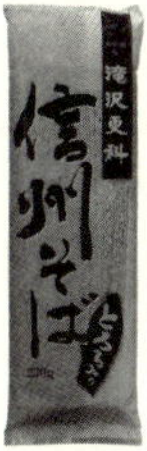

［食品原料］小麦粉、そば粉、やまのいも粉、食塩

［添加物］なし

［アレルギー表示］なし

カットトマト［☆］

ヨーロッパでは、トマトの缶詰はいろいろな料理に利用されています。この製品はイタリアで製造されて輸入されたもの。食品原料は、トマト、トマトジュースです。添加物のクエン酸は、もともとみかんやレモンなどにふくまれる酸ですが、化学的に合成されたものが添加物として使われています。したがって、**クエン酸の安全性は高く、問題はありません。**

「さっと煮込むパスタやスープによく合います」と表示されていますが、こうしたトマトソースは、パスタに使うと、ケチャップとは違ってさっぱりとしたトマトの味が出て、おいしくでき上がります。また、最近はやっているトマト鍋にも使うことができるでしょう。ローソンで購入。

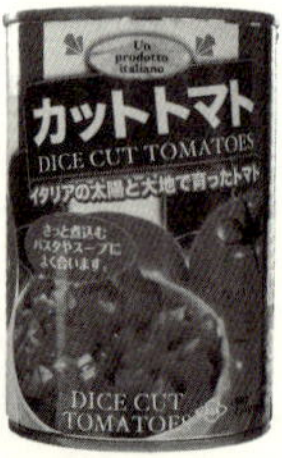

[食品原料] トマト、トマトジュース

[添加物] クエン酸

[アレルギー表示] なし

さんま醤油味付［☆］

清水食品

１人暮らしの人にとって、魚の缶詰は便利な食材です。ほかにご飯とみそ汁があれば、食事ができるからです。

この製品の原材料は、「さんま、砂糖、しょうゆ」のみで、添加物は使われていません。さんまは「気仙沼港水揚げ」とあり、「骨もまるごと美味しい」とあります。

ちなみに、気仙沼港は宮城県の代表的な漁港です。

骨ごと食べられるので、日本人が不足がちなカルシウムをとることができます。また、さんまには、血液の流れをよくして動脈硬化を防ぐとされるＤＨＡ（ドコサヘキサエン酸）やＥＰＡ（エイコサペンタエン酸）が豊富にふくまれています。１缶（１５５ｇ）が１５８円です。

この製品は、サンクスで購入。

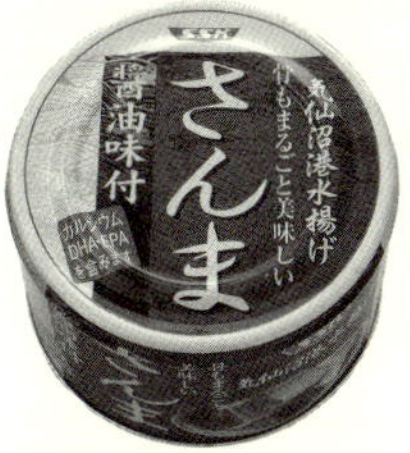

［食品原料］ さんま、砂糖、しょうゆ

［添加物］ なし

［アレルギー表示］ 原材料の一部に小麦、大豆を含む

スイートコーン［☆］

極洋

スイートコーン水煮の缶詰です。原産国はタイで、アメリカ産のスイートコーンに比べて小粒で、やや甘みが少ない感じがします。輸入業者の極洋によると、「原種はアメリカのものですが、タイの土壌の違いなどによって、粒の大きさが違ったり、甘みが低かったりする」といいます。

また、「残留農薬については、何十品目も検査をしている。もちろん基準にひっかからないものを使っており、農薬はほとんど残留していないといっていい」とのこと。

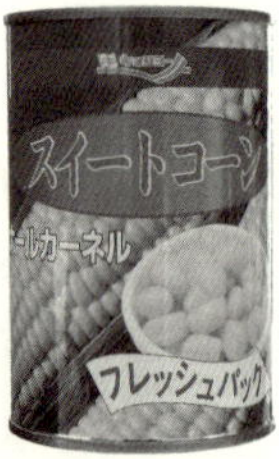

［食品原料］ スイートコーン（遺伝子組み換えでない）、食塩

［添加物］ なし

［アレルギー表示］ なし

「遺伝子組み換えでない」という表示がありますが、**スイートコーンは遺伝子組み換えされたものはそれほど栽培されていません。**タイで生産されたものなので、これは事実でしょう。ローソンで売られていて、1缶（内容量410g、固形量250g）が105円と低価格でした。

素材そのままシーチキン［☆］

はごろもフーズ

ひと頃はひじょうに人気のあったシーチキンですが、油が多いため肥満の原因になるということで、人気が下火になった感があります。しかし、**この製品は、植物油を使わず、しかも添加物も使われていません。**

そのため、1缶（80g）あたりのエネルギーが57kcalと少なく、ナトリウムも0・256g（食塩相当量0・7g）なので、安心して食べられます。タンパク質は13・8gふくまれるので、1食分の必要量は十分とれるという感じです。

ただし、フレーク状なので、好みではない人もいるかもしれませんが……。値段は、1缶が151円ですから、ふつうですね。ローソンで売られていた商品です。

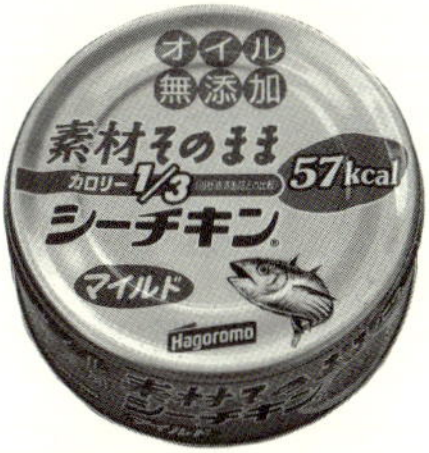

［食品原料］ かつお、かつお節エキス、食塩、かつおエキス

［添加物］ なし

［アレルギー表示］ なし

豆腐 ［☆］

太子食品工業

「豆腐が大好き」という人は多いと思います。豆腐は、大豆をゆでて絞った汁に、豆腐用凝固剤を加えて、固めたものです。この製品は、粗製海水塩化マグネシウムを使っています。海水からとったにがり成分で、安全性に問題はありません。

原材料の丸大豆は「遺伝子組み換えでない」とありますが、信用してよいでしょう。**太子食品工業は、早くから「遺伝子組み換え大豆は使わない」と表明し、それを守っている会社**だからです。「自分が安心して食べられないものを売ることはできない」というのが、その理由。実に立派です。なお、絹ごし豆腐で凝固剤にグルコノデルタラクトンを使った製品がありますが、これ自体は問題ないのですが、分解してできるラクトンに毒性があるとの指摘があります。

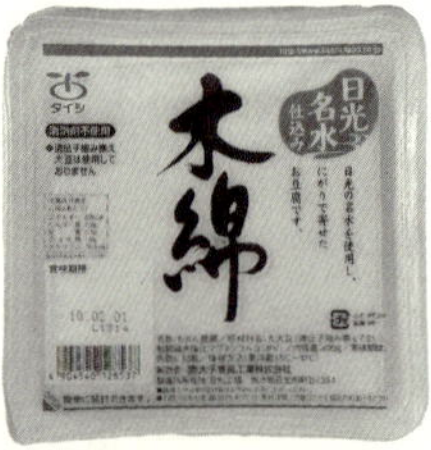

［食品原料］ 丸大豆（遺伝子組み換えでない）

［添加物］ 粗製海水塩化マグネシウム

［アレルギー表示］ なし

納豆［☆］

タカノフーズ

「納豆をよく食べる」という人はとても多いと思います。私もほぼ毎日食べています。タンパク質を豊富にふくみ、腸内環境を整え、血栓をできにくくするとされているからです。納豆は、主に大豆と納豆菌から作られ、ふつう無添加です。

どの製品にも「大豆（遺伝子組み換えでない）」という表示がありますが、これは信用できます。納豆に使われる大豆は小粒で、アメリカなどで契約栽培されていますが、遺伝子組み換えされた大豆とは品種が違うからです。

ただし、**問題なのは、たれやからしに添加物が使われていること**です。とくに、からしにたくさん使われています。気になる人は、どちらも使わず、ふつうのしょうゆを使ってください。

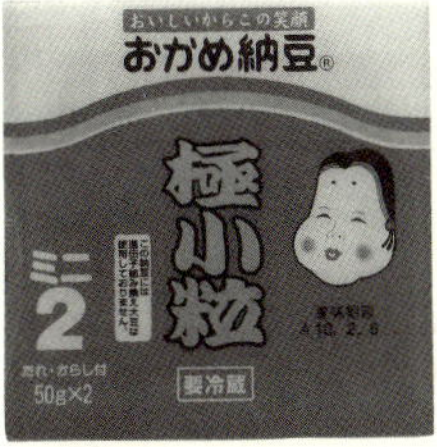

［食品原料］ 丸大豆（アメリカまたはカナダ）（遺伝子組み換えでない）、米粉、納豆菌（たれとからしは省略）

［添加物］ たれ…調味料（アミノ酸等）、アルコール、ビタミンB_1、からし…酸味料、着色料（うこん）、ビタミンC、増粘多糖類、調味料（アミノ酸等）、香辛料

［アレルギー表示］ 原材料の一部に小麦を含む

日清フラワー薄力小麦粉［☆☆］

日清フーズ

「家でお好み焼きを作って食べる」という人もいると思います。その際必要なのが小麦粉。薄力小麦粉（薄力粉）は、水に混ぜた際に粘り気が弱く、天ぷらやお好み焼き、ケーキなどを作るのに適しています。この製品は、いわば小麦粉の定番で、どこのコンビニにもあります。原材料は小麦だけで、無添加です。

小麦粉の場合、昔は漂白剤を使って白くすることがありましたが、現在は行なわれていません。ただし、気になるのが、農薬が残留していないかという点。小麦は、主にアメリカやオーストラリアから輸入されているからです。

日清フーズによると、**「製造の段階で、農薬の検査をして、毎日一生涯食べ続けても体に悪い影響が出ないような基準、それよりも低いレベルの小麦を使っている」**とのことです。

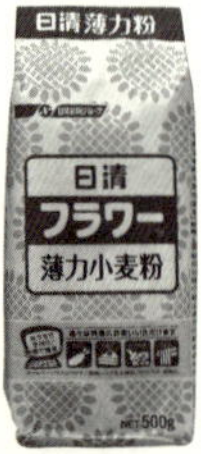

［食品原料］ 小麦

［添加物］ なし

［アレルギー表示］ なし

ふえるわかめちゃん［☆☆☆］

理研ビタミン

乾燥わかめは、本当にすぐれた食品だと思います。食物繊維を豊富にふくみ、ミネラル類やビタミン類もふくんでいて、保存性にもすぐれています。しかも、無添加です。

「ふえるわかめちゃん」は、水にしばらくつけておくと、緑鮮やかなわかめになり、生わかめとそれほど遜色《そんしょく》ないという感じです。

また、十分洗浄されているので、ラーメンやうどんなどにはそのままパラパラと振りかければ、水分を吸収してやわらかくなります。

この製品は国内産なので、外国産に比べれば安心して食べられるというメリットもあります。理研ビタミンによると、「三陸、鳴門、三重の海でとれたワカメを混ぜている。沖のほうのきれいな海で養殖している」とのことです。

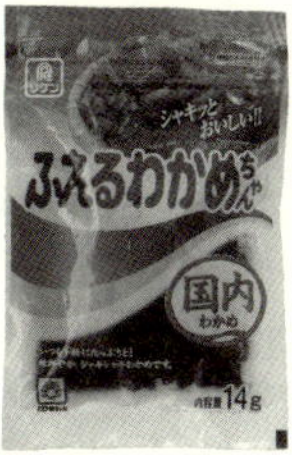

［食品原料］ 湯通し塩蔵わかめ（国内産）

［添加物］ なし

［アレルギー表示］ なし

北海道スイートコーン【☆☆】

クレードル興農

「トウモロコシを丸かじりするのが好き」という人もいると思います。独特の香ばしさとほんのりした甘さがあって、おいしいですね。

この製品は、電子レンジや沸騰したお湯で温めるだけでOKです。真空状態になっているので、実が多少つぶれた感じはしますが、食べるのにはそれほど気になりません。**真空パックされているため、保存料は使われていません。また、そのほかの添加物も使われていません。**

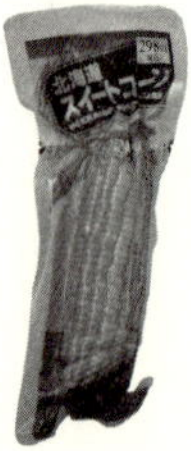

[食品原料] スイートコーン（北海道産・遺伝子組み換えでない）、食塩

[添加物] なし

[アレルギー表示] なし

原材料のスイートコーンは、北海道産で、「遺伝子組み換えでない」と表示されています。国内では、遺伝子組み換え作物は栽培されていないので、これは間違いないでしょう。ファミリーマートで売られていて、1本が298円でした。

ハーゲンダッツ【☆☆】

「アイスクリームを食べるとお腹をこわす」という人がいると思います。実は私もそうなんですが、その原因は「お腹が冷える」ということもありますが、添加物が原因とも考えられます。アイスクリームには、ふつう乳化剤が大量に使われていて、それをうまく消化できない人がいるからです。

その点**「ハーゲンダッツ」は、添加物が使われていないので、安心できます。**私も、この製品なら食べても、お腹をこわすことはありません。それに、なんといってもおいしいですね。値段は、ほかのアイスクリームに比べて高めですが、まあ、しかたないでしょう。

なお、ウエハースで挟んだ製品は添加物が使われています。また、カップに入った製品でも、添加物が使われているものがあるので、ご注意を！

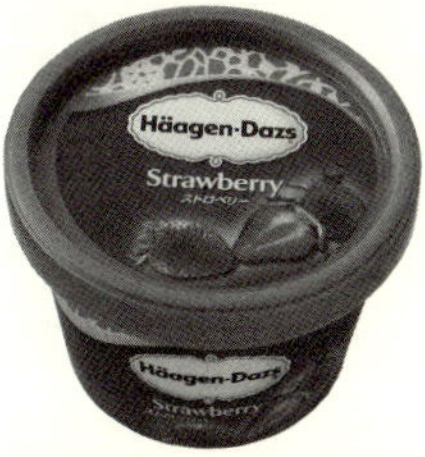

［食品原料］ クリーム、脱脂濃縮乳、ストロベリー果肉、砂糖、卵黄

［添加物］ なし

［アレルギー表示］ 原材料の一部に卵白を含む

明治ブルガリアヨーグルトＬＢ81［☆☆☆］

明治乳業

「体によいので、プレーンヨーグルトを毎日食べている」という人もいると思います。この製品は、「お腹の調子を整える」ということで、特定保健用食品としても許可されています。原材料は「生乳、乳製品」で、添加物は使われていません。

この製品にふくまれるＬＢ81乳酸菌は、善玉菌の代表格といえるもので、腸内の悪玉菌をおさえて、腸内環境を整える働きがあることがわかっています。実際に女子大生１０６人に「明治ブルガリアヨーグルトＬＢ81」を食べてもらった試験では、便通がよくなり、便秘が改善されたといいます。

また、カルシウムを、１００ｇあたり１０９㎎と豊富にふくんでいます。

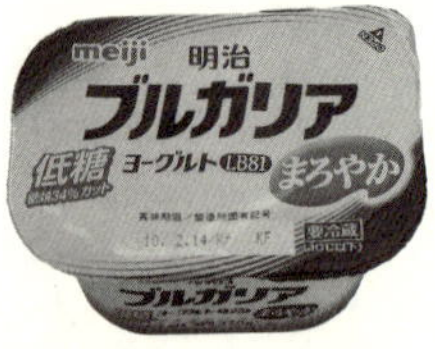

［食品原料］ 生乳、乳製品

［添加物］ なし

カシューナッツ［☆☆］

共立食品

お酒のおつまみの定番といえば、柿の種やイカのくんせいなどでしょうが、それらには着色料や保存料などが添加されています。そこで、「無添加のものがいい」という人におすすめしたいのが、この製品です。

主原料は、カシューナッツで、それをオリーブオイルと宮古島の「雪塩」で味付けしています。もちろん、添加物は使われていません。雪塩とは、宮古島の海岸のサンゴ石灰層からくみ上げた地下海水を濃縮し、加熱して水分を蒸発させて作った塩です。

1袋（57g）あたり、脂質が27gとやや多めで、エネルギーも349kcalと高めなので、食べすぎにはご注意を！

ただし、タンパク質を9・2gふくんでいます。ナトリウムは0・111gで、食塩相当量は0・28gです。

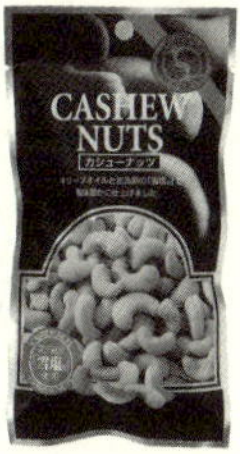

［食品原料］カシューナッツ（インド）、オリーブオイル、食塩

［添加物］なし

［アレルギー表示］なし

味付落花生

［☆☆］

かつまた

「酒のつまみにはピーナッツが一番！」という人も多いと思います。しかし、たいてい油で炒められたバタピーであったり（油が酸化して有害な過酸化脂質ができやすい）、酸味料などの添加物が使われていたり。

ところが、**この製品は油も添加物も使われていません。原材料は、落花生と食塩のみ**で、「塩ダレに漬け込んだ落花生をカリッと香ばしく煎り上げました」とあります。落花生は中国産ですが、1袋（60g）で105円と安いので、しかたないでしょう。am／pmで売られていました。

タンパク質が、1袋あたり14・1gと多いのも特徴です。ただし、エネルギーが同368kcal、ナトリウムが0・28g（食塩相当量が0・70g）ふくまれるので、食べすぎには注意してください。

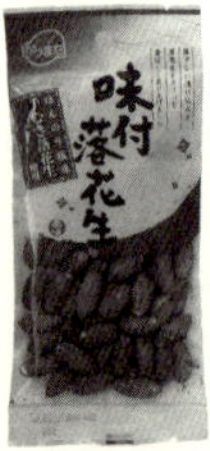

［食品原料］ 落花生（中国）、食塩

［添加物］ なし

［アレルギー表示］ なし

甘栗むいちゃいました【☆☆☆】

クラシエフーズ

「甘栗むいちゃいました」は、すぐれた食品といえます。無添加であり、有機栽培されたものであるからです。また、食物繊維を多くふくみ、ミネラル類やビタミン類もふくみ、ナトリウムはほとんどふくみません。値段も手頃です。

栗は中国産ですが、日本の有機JAS認証制度にもとづいて栽培と加工が行なわれているので、**農薬や添加物を使っていないことは間違いない**でしょう。

私は、外出した際にコンビニや駅の売店でよくこの製品を買って食べます。とくに講演などで地方に行ったとき。というのも、電車のなかで空腹を感じるときがありますが、駅弁には保存料や漂白剤などが使われているので、食べないようにしているのです。そこで、代わりにこの甘栗を食べています。

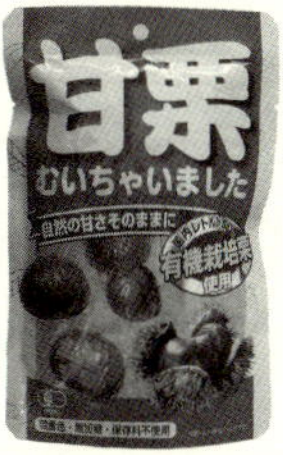

[食品原料] 有機栗（中国）

[添加物] なし

[アレルギー表示] なし

しっとり甘納豆［☆☆☆］

井村屋

いわゆる「ぬれ甘」です。「北海道産大納言使用」「大粒の小豆をふっくらやわらかく仕上げました」と表示されていますが、とても質のよいあずきを使っています。透明感のあるうすいあずき色で、ふっくらしていて固い部分がなく、歯触りがとてもよいのです。

原材料は、砂糖と大納言小豆だけで、余計な甘味料は使っていません。そのため、甘納豆専門店で売られているような味が出ています。**コンビニでこうした製品が買えるとは驚き**です。値段も、1個（45g）が137円と手頃です。

井村屋は、大手菓子メーカーといえますが、常に良質の食品を消費者に提供しようという姿勢がうかがえます。添加物をできるだけ減らして、原材料も良質のものを使っています。

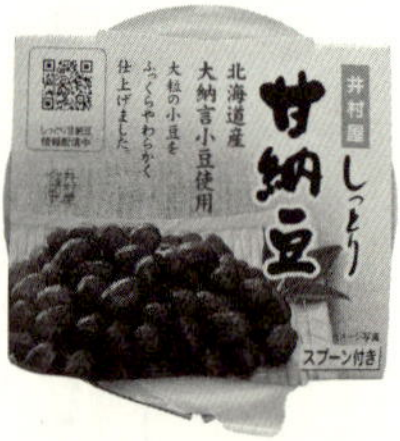

［食品原料］ 砂糖、大納言小豆

［添加物］ なし

［アレルギー表示］ なし

煉ようかん ［☆☆］

井村屋

原材料は、砂糖、生あん、水あめ、寒天だけで、甘味料や保存料などの添加物は使われていません。

「保存料を使っていないのに、どうして腐らないの？」と疑問に思う人もいるかもしれません。その答えは、「砂糖に保存効果があるから」です。

砂糖の場合、濃度が50〜60％あると、細菌はふえることができず、いつまでも腐らないのです。ちなみに、塩で腐らなくすることを「塩蔵」といいますが、砂糖は「糖蔵」といいます。

この製品には、「北海道産小豆、糸寒天、白双糖」を使っているといいます。1個（58g）が70円。小腹が空いたときや、疲れて糖分を補給したいときなどに食べると元気が出てきます。

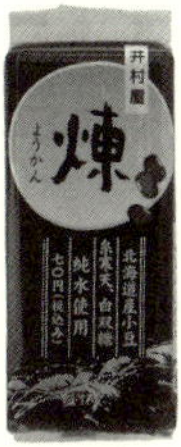

［食品原料］ 砂糖、生あん、水あめ、寒天

［添加物］ なし

［アレルギー表示］ なし

トロピカーナりんごジュース［☆］

キリンビバレッジ

100%果汁ジュースはいろいろありますが、ほとんど香料が添加された製品です。ですから、実際には100%ではないのです。なぜ、香料を使うのか？

市販のジュースは、たいてい濃縮還元果汁を使っています。つまり、フルーツから果汁をしぼったあと、いったん水分を蒸発させます。こうすることで体積が減り、輸送や保管にコストがかからなくなるのです。そして、製品にする際に、濃縮した果汁に水を加えてもとの状態に戻します。しかし、水分を蒸発させる際に香りが失われてしまうので、香料を添加しているのです。

「トロピカーナりんごジュース」は、濃縮還元したものですが、香料は添加されていません。ほかに「オレンジ」や「グレープフルーツ」もあって、それらも香料は添加されていませんが、果実に防カビ剤が使われていないのか不安な面があります。

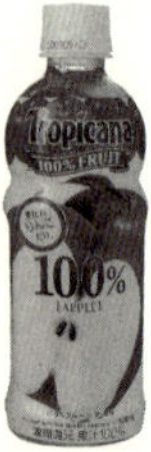

［食品原料］ りんご

［添加物］ なし

［アレルギー表示］ なし

1日分の野菜［☆］

伊藤園

手軽に野菜の栄養分をとれるということで売り出されたのが、この商品です。にんじんやトマト、モロヘイヤ、レタス、レモンなど、実に25種類もの野菜のしぼり汁がふくまれています。

さらに、カルシウムとマグネシウム、ビタミンCが強化されています。**「乳酸カルシウム」「塩化マグネシウム」「ビタミンC」は添加物ですが、栄養強化剤であり、安全性は高い**ものです。砂糖が使われていないため、1本（200㎖）あたりのエネルギーは77kcal。食塩も使われていないので、ナトリウムは14～230mg。

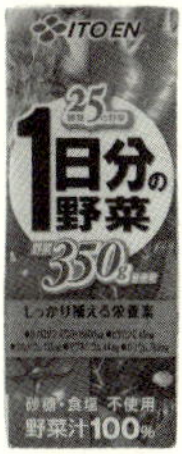

［食品原料］ 濃縮にんじん、野菜［トマト（濃縮還元）、有色甘藷（濃縮還元）、赤ピーマン（濃縮還元）、インゲン豆、モロヘイヤ（濃縮還元）、メキャベツの葉（濃縮還元）、レタス、ケール（濃縮還元）、ピーマン（濃縮還元）、白菜（濃縮還元）、アスパラガス（濃縮還元）、グリンピース、セロリ、ブロッコリー（濃縮還元）、かぼちゃ、甘藷茎葉（濃縮還元）、あしたば、小松菜、パセリ、クレソン、キャベツ、ラディッシュ、ほうれん草、三つ葉］、レモン（濃縮還元）、にんじん

［添加物］ 乳酸カルシウム、塩化マグネシウム、ビタミンC

［アレルギー表示］ なし

野菜一日これ一本［☆☆］

カゴメ

「1日分の野菜」と並ぶ野菜ジュースの代表格です。「25種類の野菜　350g分使用」「食塩・砂糖無添加」「野菜汁100%」と表示されています。

原材料は、トマト、にんじん、赤ピーマン、はくさい、メキャベツなどの25種類の野菜で、それらからしぼった汁を濃縮しています。各野菜の産地情報などは、携帯電話で見ることができます。

「1日分の野菜」との違いは、濃縮還元の野菜汁でなく、濃縮野菜汁を使っていることです。また、**栄養強化のための添加物を使っていません**。ただし、加工によって失われる成分もあるので、野菜にふくまれるすべての栄養素がふくまれているわけではありません。

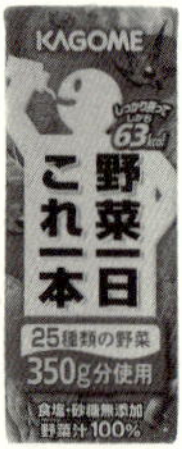

[食品原料] 野菜（トマト、にんじん、赤ピーマン、はくさい、メキャベツ（プチヴェール）、アスパラガス、ケール、クレソン、パセリ、かぼちゃ、セロリ、ほうれん草、ブロッコリー、たまねぎ、レタス、キャベツ、モロヘイヤ、ビート、だいこん、小松菜、しょうが、紫いも、あしたば、なす、ごぼう）、レモン果汁

[添加物] なし

[アレルギー表示] なし

おーいお茶［☆］

伊藤園

外出した際に、とくに寒い日に体を温めたいときに便利なのがお茶飲料。代表格は「おーいお茶」。ほかに「伊右衛門」（サントリー）、「生茶」（キリンビバレッジ）、「綾鷹」（コカ・コーラ　カスタマーマーケティング）など。**いずれも、ビタミンCが添加されていますが、製造の工程で失われたビタミンCを補いつつ、酸化を防ぐためで**す。お茶は酸化すると、香り、色、味が悪くなるからです。

ビタミンCは、L-アスコルビン酸のことですが、実際にはL-アスコルビン酸Naも添加されています。そのため、100mℓあたりのナトリウム量は、「おーいお茶」0・0084g、「生茶」0・01g、「綾鷹」0・0078g。ちなみに、ふつうのお茶は同じく0・003g。なお、「伊右衛門」は、「アスコルビン酸Naは使っていない」とのことですが、なぜか、ナトリウムが0・011gと一番多いです。

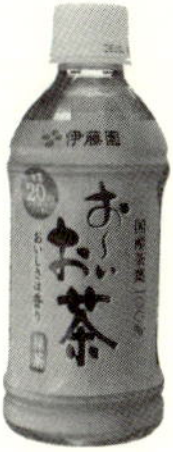

［食品原料］ 緑茶（日本）

［添加物］ ビタミンC

［アレルギー表示］ なし

おーいお茶　緑茶ティーバッグ［☆］

伊藤園

日本人にとって、欠かせないお茶。それを手軽に飲めるのがティーバッグです。この製品は、日本産の茶葉を使っています。

お茶で気になるのは、農薬が残留していないかという点。もし、残留していた場合、お湯に溶け出して、そのまま飲んでしまうことになるからです。伊藤園によると、「残留農薬については、検査を行なっていて、基準を満たしたものを使っている」とのことです。

また、ティーバッグの安全性も気になるところですが、「漂白は行なっていない」とのこと。**確かに薄い黄色の紙パックで、漂白されていない**ようです。

お茶は、茶葉を急須に入れて飲んだほうが経済的だと思います。それが面倒なときは、こうした商品を利用するのもいいとは思いますが……。

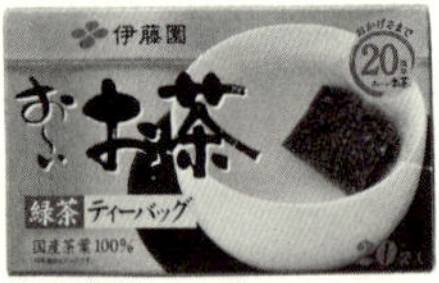

［食品原料］ 茶（日本）

［添加物］ なし

［アレルギー表示］ なし

モンカフェドリップコーヒー マイルドブレンド［☆］

片岡物産

「コーヒーは、やっぱりレギュラーじゃなきゃ」という人は多いと思います。この製品は、レギュラーコーヒー入りのドリップが入っているので、簡単に本格的なコーヒーが味わえます。値段は、5パックで315円ですが、1パックで確実に2杯飲むことができ、3杯目も何とか可能です。さすがに薄くはなりますが……。

ドリップ付きレギュラーコーヒーのフィルターは、ふつう合成樹脂の不織布が使われていますが、この製品は、マニラ麻とパルプから作られたペーパーフィルターです。片岡物産によると、**「塩素漂白ではなく、酸素漂白なので、燃焼の際にダイオキシンが発生するなどの問題はない」**とのこと。コーヒーの残留農薬については、「豆を輸入する段階で、独自に検査し、農薬が検出されないものを使っている」とのことです。

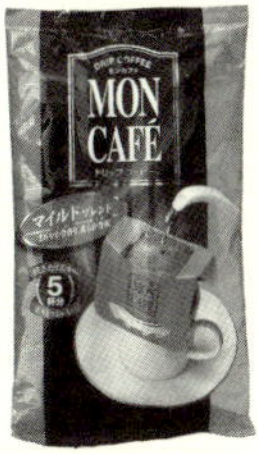

［食品原料］ コーヒー豆（原産国：コロンビア、ブラジル他）

［添加物］ なし

［アレルギー表示］ なし

ブラック　ボス［☆］

サントリー

「買ってはいけない食品」で、缶コーヒーをあげましたが、それはいくつもの添加物や糖類を多くふくんだ製品です。**「ブラック　ボス」は、無添加で糖類も使われていないので、「缶コーヒーがどうしても飲みたい」という人は、こうした製品がよい**でしょう。

ほかにも「無糖ブラック」と銘うった缶コーヒーはありますが、香料が添加されたものが少なくありません。そうした製品は、人工的なにおいがして、コーヒー本来の味が失われています。

香料は合成のものだけで100品目程度あり、いくつも混ぜ合わせてコーヒーなどの香りが作られています。しかし、「香料」としか表示されないので、何が使われているかわかりません。香料のなかには、毒性の強いものがあり、不安な面があります。

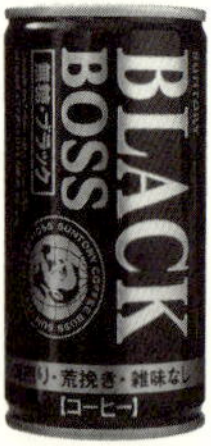

［食品原料］ コーヒー

［添加物］ なし

［アレルギー表示］ なし

おいしい酸化防止剤無添加ワイン［☆☆］

メルシャン

「ワインを飲むと頭痛がする」「薬っぽい味がして嫌だ」――こんな人はいませんか？

その原因は、酸化防止剤の亜硫酸塩である可能性が高いのです。そこで、おすすめなのが無添加ワインです。

この製品には、名前通り亜硫酸塩が添加されていません。その他の添加物も使われておらず、原材料は輸入ぶどう果汁のみです。値段も1本（720㎖）が595円とリーズナブル。もちろん白ワインもあります。

「無添加ワインはジュースっぽくて嫌いだ」という人もいると思いますが、十分発酵が行なわれていないからで、きちんと発酵させたものは、しっかりしたワインの味がします。まあ、低価格なので、1本何千円、何万円もするワインには、かなわないかもしれませんが……。

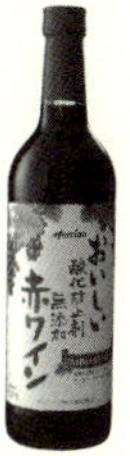

［食品原料］ 輸入ぶどう果汁

［添加物］ なし

［アレルギー表示］ なし

ウスターソース【☆】

ブルドックソース

「ソースといえばブルドック」というくらい、この会社の製品は定着しています。**以前は、カラメル色素を使って色合いを調節していましたが、2006年から使用を止めて、現在、添加物は使われていません。**とんかつソースや中濃ソースも同様です。

「保存料を使わないのに、なぜ長期間腐らないの？」と不思議に感じる人もいると思いますが、それは、醸造酢の働きによるものです。

ブルドックソースによると、「酵母エキスは、ビール酵母とパン酵母から抽出し、魚介エキスは、かたくちいわしときびなごから抽出したもの」とのことです。また、たん白加水分解物は、「大豆を原料にしている」とのことで、調味料として使われています。

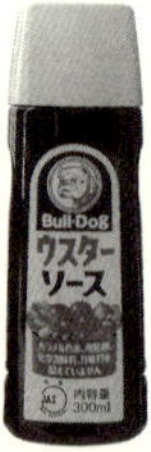

[食品原料] 野菜・果実（りんご、トマト、たまねぎ、プルーン、にんじん、レモン）、醸造酢、砂糖、食塩、たん白加水分解物、酵母エキス、香辛料、魚介エキス

[添加物] なし

[アレルギー表示] なし

キッコーマンしょうゆ［☆］

キッコーマン

主原料の大豆は、遺伝子組み換えでないものを使っています。脱脂加工大豆とは、大豆油をしぼった残りです。アルコールは、エチルアルコールのことで、酒精と同じです。

これは、一般飲食物添加物、すなわち食品として利用されているものを、添加物の目的で使っているものです。しょうゆは、大豆を発酵させて作りますが、その過程でできるアルコールにバラつきがでるため、アルコールを加えて均一にしているのです。同時に保存性を高める効果もあります。

大手メーカーのしょうゆは、アルコール以外に添加物は使われていませんが、地方の中小メーカーの製品には、保存料の安息香酸Naやカラメル色素などが添加されていることがあるので、ご注意を！

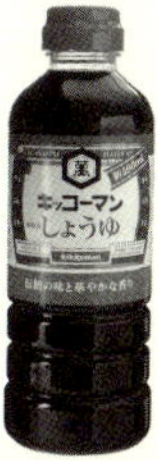

［食品原料］ 大豆（遺伝子組み換えでない）、脱脂加工大豆、小麦、食塩

［添加物］ アルコール

［アレルギー表示］ なし

桃屋のつゆ　化学調味料無添加［☆☆］

桃屋

うどんやそばに欠かせないめんつゆ。しょうゆやだしを使って自分で作るのも可能ですが、いちいち作るのはなかなか面倒です。そこで、便利なのがめんつゆ製品。しかし、たいていは調味料（アミノ酸等）などの添加物が使われています。

ところが、この製品には添加物は使われていません。「本鰹節・天然だしたっぷり」という通り、調味料を使わずに、かつおぶしでだしをとり、砂糖やみりんで味付けをしています。みりんはアルコールをふくむので、保存性向上にも役立っていると考えられます。ちなみに、「濃縮2倍」。

桃屋は、つくだ煮やめんつゆの専門メーカーであり、味にはもともと定評があります。気になる値段ですが、1ビン（300㎖）が344円なので、それほど高くはありません。

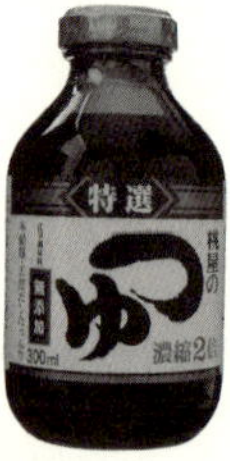

［食品原料］しょうゆ（本醸造）（小麦を含む）、かつおぶし、砂糖、みりん

［添加物］なし

［アレルギー表示］小麦を含む

かどやの純正ごま油［☆☆☆］

かどや製油

「ごま油の香りが好き」という人は多いと思います。ごま油は、独特の香りがあり、炒め物などを作ると、香ばしい味になってとてもおいしくなります。

ごま油は、ごまの種子から搾取したもので、不飽和脂肪酸のリノール酸が36～48％、オレイン酸が36～42％ふくまれています。オレイン酸は、善玉（ＨＤＬ）コレステロールを下げずに、悪玉（ＬＤＬ）コレステロールのみを下げるとされています。また、セサモールという独特の物質がふくまれていて、抗酸化作用があります。そのため、不飽和脂肪酸が酸化するのを防ぐので、長期間保存できます。賞味期限は約２年。

かどや製油は江戸末期の安政5年創業で、大手メーカーではありませんが、ごま油では他の追随を許さないという感じです。もちろん無添加で、私もこの製品を使っています。

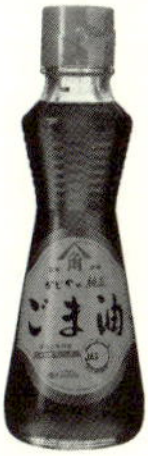

［食品原料］食用ごま油

［添加物］なし

［アレルギー表示］なし

酢［☆］

ミツカン

「料理に酢をよく使う」という人は多いと思います。酢の作り方には、米や小麦などを発酵させてアルコールを作り、さらにそれを酢にする製法（純米酢など）と、アルコールを原料に酢を作る製法があります。

本来の酢は、前者の作り方ですが、これだけだとコストがかかるため、後者の製法で作った酢を混ぜて、コストをおさえるのが一般的です。

この製品には、「穀類（小麦、米、コーン）、アルコール、酒かす」と表示されています。「アルコール」や「酒かす」と表示されている場合、それを原料にして作られた酢が混ぜられているということです。ただし、**安全性の点では、米や小麦から作った酢と変わりありません。**

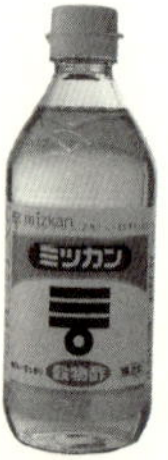

［食品原料］ 穀類（小麦、米、コーン）、アルコール、酒かす

［添加物］ なし

［アレルギー表示］ なし

タカラ本みりん［☆］

宝酒造

「煮物にみりんをよく使う」という人は少なくないでしょう。みりんは、蒸したもち米、米こうじ、焼酎などを仕込んで発酵させたもので、いわばお酒の一種です。「タカラ本みりん」には、アルコールが13・5〜14・5％ふくまれています。

一方、みりん風調味料は、調味料や香料を添加したものです。本格的な味付けには、みりんがよいでしょう。

みりんの甘味の主成分はぶどう糖で、砂糖に比べて丸みとコクのある甘さが出ます。

また、照りやつやを出したり、魚の生臭さをなくしたり、煮くずれを防ぐ働きもあります。

「煮物を作るのは面倒くさい」と思っている人も多いと思いますが、みりんを使えば、簡単においしくできますので、ぜひトライしてみてください。

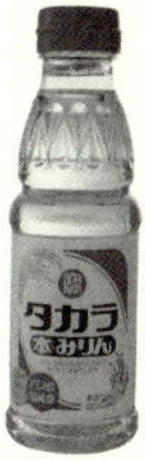

［食品原料］ もち米、米こうじ、醸造アルコール、糖類

［添加物］ なし

［アレルギー表示］ なし

カゴメトマトケチャップ［☆☆］

カゴメ

「ケチャップは、やっぱりカゴメだよ」という人が多いと思います。それほどこの製品は定着していて、たいていのコンビニで売られています。

原材料は、「トマト、糖類（砂糖、ぶどう糖果糖液糖、ぶどう糖）、醸造酢、食塩、たまねぎ、香辛料」で、保存料や着色料は使われていません。にもかかわらず、長期間保存できるのは、醸造酢が細菌やカビの増殖をおさえているからです。**着色料も無添加で、赤い色はトマトにもともとふくまれるリコピンによるもの**です。

「完熟トマト5個使用」との表示。値段は、1本（180g）が179円。セブンプレミアムの「トマトケチャップ」（キッコーマン）に比べると割高です。それでもやはりカゴメの製品を選ぶ人は、多いのではないでしょうか……。

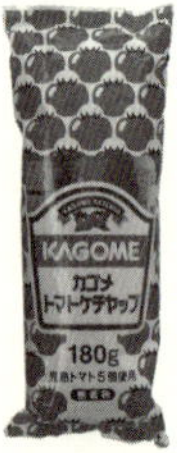

［食品原料］ トマト、糖類（砂糖、ぶどう糖果糖液糖、ぶどう糖）、醸造酢、食塩、たまねぎ、香辛料

［添加物］ なし

［アレルギー表示］ なし

七味唐がらし［☆☆］

ハウス食品

そばやうどんに欠かせないのが、唐辛子です。焼き鳥やもつ煮込み、豚汁などにも使いますね。唐辛子は、一味と七味がありますが、「一味は辛すぎて」という人には、七味がおすすめです。

この製品の原材料は、「唐がらし、陳皮、ごま、山椒、麻の実、けしの実、青のり」で、添加物はふくまれていません。7品目入っているので、「七味」というわけです。

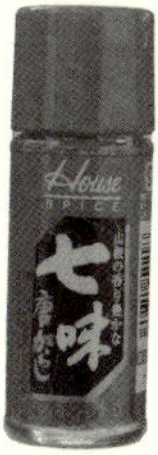

［食品原料］ 唐がらし、陳皮、ごま、山椒、麻の実、けしの実、青のり

［添加物］ なし

［アレルギー表示］ なし

陳皮は、みかんの皮を干したものです。けしの実が入っているので、「大丈夫なの？」と思う人もいるかもしれません。しかし、これは昔から食用として利用されてきたものなので、心配ありません。なお、S&Bの「七味唐からし」もコンビニで売られていますが、これも無添加です。

テーブルコショー［☆☆］

S&B

どこのコンビニに行っても、S&Bの「テーブルコショー」が売られています。コショーの定番ということなのでしょう。コショーは、ラーメンや炒め物、スパゲティなどに欠かせません。独特の香りと辛味があって、料理の味を引き立ててくれます。

コショーは、胡椒の実を乾燥させて、砕いたものです。冷凍技術がなかった時代には、肉の腐敗を防ぐために使われていました。**それだけ防腐効果がすぐれているということです。もちろん保存料やその他の添加物も使われていません。**

「料理なんて作るのが面倒だ」という独身者も多いと思いますが、時にはコショーを使って、野菜炒めや焼きそばなどを自分で作ってみてはどうでしょうか？　加工されたものより、よほどおいしくできると思います。

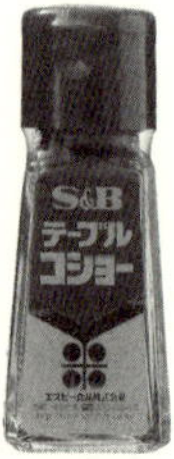

［食品原料］ こしょう

［添加物］ なし

［アレルギー表示］ なし

伯方の塩【☆☆】

伯方塩業

定評のある自然塩です。「自然の風と太陽熱で蒸発結晶させたメキシコの天日塩田塩を日本の海水で溶かして」とあります。その**海水を釜で熱して、塩を結晶化させているわけ**です。なぜ、そんな面倒くさいことをしているのか？

伯方塩業によると、「産地の海は、周辺に工場などもなくきれいなのですが、広大な海域を2年間くらいかけて水分を天日で蒸発させて塩を作りますので、ほこりなどが入ってしまいます。それを取り除くために、日本の海水に溶かして、釜で煮立てているのです」とのこと。

この製品には、100gあたり塩化ナトリウム（食塩）が95g、ほかにマグネシウム0・11g、カルシウム0・09g、カリウム0・05gがふくまれています。500gで198円。

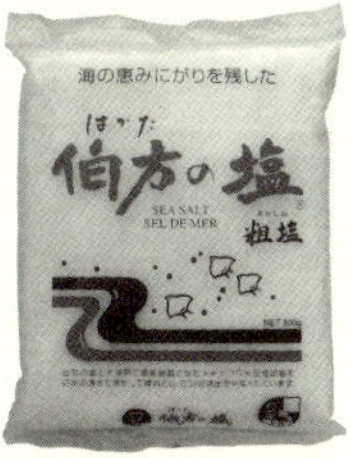

[食品原料] 天日海塩（93%メキシコ）、海水（７%日本）

[添加物] なし

[アレルギー表示] なし

信州須藤農園イチゴジャム［☆］

スドージャム

「ジャムは、糖分が多くて……」という人もいるでしょう。しかし、このイチゴジャムは、砂糖を使わずに、いちごと果汁にふくまれる糖分で甘味を出している珍しいジャムです。もちろん甘味料も使われていません。

主原料は、いちごと濃縮果汁（白ぶどう、レモン）。これだけで、「糖度40度」になっているといいます。砂糖を使っていないため、実に自然な甘さで、スッキリした味になっています。

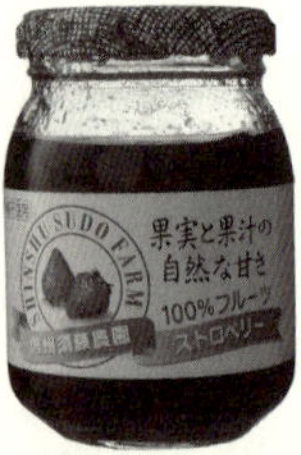

［食品原料］ いちご、濃縮果汁（白ぶどう、レモン）

［添加物］ ゲル化剤（ペクチン）

［アレルギー表示］ なし

ジャムに適度な固さを持たせるために、ゲル化剤のペクチンが添加されています。**ペクチンは天然添加物の1つですが、リンゴやサトウダイコンなどから抽出されたものなので、問題ありません。**ファミリーマートで、1ビン（190g）346円で売られていました。

アルゼンチン産純粋クローバーはちみつ ［☆☆］

加藤美蜂園本舗

「ホットケーキにはちみつをかけて食べるのが好き」という人は多いでしょう。ふつうはちみつは無添加です。ただし、国産ものは高価なため、中国産やアルゼンチン産の製品が多くなっています。この製品は、アルゼンチン産です。ファミリーマートで売られていました。

はちみつの場合、国の基準や規約で表示が制限されています。「純粋」や「ピュア」という表示は認められていますが、そのように表示した場合、化学処理をした精製はちみつや添加物を使用することはできません。**この製品も「純粋」とあるので、基準が守られているはず**です。

一方、「加糖はちみつ」というものもあります。はちみつに人工転化糖などを加えたもので、全体の60%以上がはちみつで、「純粋」という表示はできません。

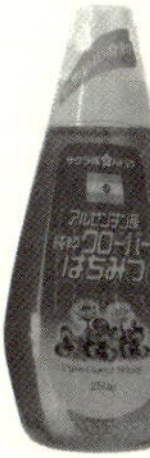

［食品原料］ アルゼンチン産クローバーはちみつ

［添加物］ なし

［アレルギー表示］ なし

Column 3

「買ってはいけない食品」でも「買ってもいい食品」でもない食品はどうすればいい？

「買ってはいけない食品」で取り上げたものは、いうまでもなく「買ってはいけない食品」の一部であって、すべてではありません。ただし、一通り読んでもらえれば、「買ってはいけない」ものがどんなものかは、おおよそ理解していただけたでしょう。したがって、取り上げなかったものでも、「だいたいこれはよくないな」というのは、ご自分で判断してもらえると思います。

また、「買ってもいい食品」も一部しか取り上げていませんが、同様に「買ってもいい」がどんなものかは、おおよそ理解してもらえたでしょう。したがって、取り上げなかったものについても、「これならよい」という判断はご自分でしてもらえると思います。

では、どちらにも入らない食品はどうなのか？　たとえば、「あんぱん」など添加物の少ない菓子パンや、「紅じゃけ」「梅干し」など添加物の少ないおにぎり、レトルトのカレーや肉じゃが、各種総菜などなど。

できれば、これらも無添加の製品を選んで欲しいのですが、それが困難な場合は、できるだけ添加物の少ない製品を選んでください。私のこれまでの経験では、添加物の数が3種類くらいまでなら、胃などに対する刺激はそれほどないようです。

しかし、その場合でも、危険性の高い添加物がふくまれている製品は、買うのを避けるようにしてください。具体的にどんなものかについては、次の章の「なぜ、食品添加物は問題なのか」の最後のほうにまとめて書いてありますので、それを参考にしてください。

なお、添加物1つ1つについて、それがどんなもので、どんな毒性があるのか詳しく知りたい方は、拙著『食べてはいけない添加物　食べてもいい添加物』（だいわ文庫）を参考にしてください。

第4章

知っておきたい！
食品の知識

なぜ、食品添加物は問題なのか

1

安全性が確認されていない

どうして食品添加物は問題なのでしょうか？

その最大の理由は、安全性が人間で確認されたものではないからです。私たちが毎日食べている米や野菜、果物、肉、魚などは人間の長い食の歴史のなかで食べ続けられ、安全性が確認されたものです。しかし、添加物は違うのです。

長い食経験のなかで、人間は危険なものを知って、排除してきました。たとえば、キノコです。キノコには食べられるものも多くありますが、食べられないもの、すなわち毒キノコもたくさんあります。人間はおそらく多大な犠牲をはらいながら、毒キノコとそうでないものを区別してきたのです。

ところが、食品添加物はそういう経過をへていないのです。添加物が一般に使われるようになったのは、第二次世界大戦後です。つまり、まだ60年程度の歴史しかないのです。

厚生労働省では、使用を認可した添加物について「安全性に問題はない」といっています。しかし、**添加物の安全性は、あくまで動物実験の結果にもとづくものであって、人間で調べたものではない**のです。動物実験で、毒性がそれほど認められないから、「人間にも害はないだろう」と推定しているにすぎないのです。

動物に害のあるものは、人間にも害がある可能性が高いのは事実です。逆に、動物に害のないものは、人間にも害がない可能性が高いのも事実です。

しかし、これはあくまで推定であって、動物に害のないものが、人間に対して本当に害がないのかはわかりません。人間は動物よりも、敏感な面があるからです。

仮に害がなかったとしても、それがすべての人に当てはまるかどうかはわかりません。人間の体は、個人差がひじょうに大きいからです。また、健康な成人に害がなかったとしても、乳幼児や高齢者、何らかの病気を患っている人には害があるかもしれません。

使われ続ける発がん性添加物

添加物は、少なくとも動物実験で安全性が確認されたものでなければならないはずですが、実際にはそうではない添加物がたくさん使われています。

その典型は、防カビ剤のOPP（オルトフェニルフェノール）とOPP－Na（オルトフェニルフェノールナトリウム）です。これらは、輸入のレモンやグレープフルーツ、オレンジなどに使われています。しかし、どちらも発がん性が認められているのです。

OPPが、認可されたのは1977年です。しかし、OPPはもともと農薬として使われていたもので、毒性が強いことがわかっていました。

そこで、東京都立衛生研究所（現・東京都健康安全研究センター）では、ＯＰＰを１・25％ふくむえさをラットに91週間食べさせる実験を行ないました。その結果、83％という高い割合で膀胱がんが発生したのです。また、ＯＰＰ－Ｎaを２％ふくむえさをラットに食べさせた実験では、膀胱や腎臓に95％という高い割合でがんが発生したのです。

しかし、**当時の厚生省は、ＯＰＰとＯＰＰ－Ｎaの使用を禁止しようとはしませんでした。禁止すると、アメリカ側がレモンなどを日本に輸出することができなくなり、日米の政治問題に発展する可能性があったから**です。

また、防カビ剤のＴＢＺ（チアベンダゾール）の場合、催奇形性（胎児に障害をもたらす毒性）のあることがわかっています。やはり東京都立衛生研究所が、マウスに対して体重１kgあたり０・７〜２・４gのＴＢＺを毎日口からあたえたところ、お腹のなかの子どもに外表奇形や骨格異常（口蓋裂、脊椎癒着）が見られたのです。しかし、ＴＢＺも使用が認められたままです。

このほか、酸化防止剤のＢＨＡ（ブチルヒドロキシアニソール）、漂白剤の過酸化水素も動物実験でがんを起こすことがわかっています。しかし、今も使用が認められています。

アメリカでは使用が禁止されている赤色2号

動物実験で発がん性は認められていないものの、発がん性の疑わしい添加物が数多くあります。赤色１０２号や黄色４号などのタール色素がすべてそうです。

タール色素とは、最初にコールタールを原料に化学合成されたためにその名がつけられました。のちにコールタールに発がん性のあることがわかったため、今は石油製品を原料に化学合成されています。

現在、タール色素は、赤色2号、赤色3号、赤色40号、赤色102号、赤色104号、赤色105号、赤色106号、黄色4号、黄色5号、青色1号、青色2号、緑色3号の12品目が添加物として使用が認められています。しかし、いずれも遺伝子にからまりやすい化学構造をしているため、遺伝子を突然変異させる可能性があります。その結果、細胞をがん化する心配があるのです。

赤色2号の場合、アメリカでは発がん性の疑いが強いということで、使用が禁止されました。赤色2号を0・003〜3%ふくむえさをラットに131週間食べさせた実験で、高濃度投与群で44匹中14匹にがんの発生が認められたからです。しかし、日本では今も使用が認められていて、業務用のかき氷シロップなどに使われているのです。

実はこの赤色2号と化学構造がよく似ているものがあります。赤色40号、赤色102号、黄色4号、黄色5号です。赤色102号、黄色4号、黄色5号は、タール色素のなかでもっともよく使われています。

これらは、これまでの動物実験でがんが発生しなかったということで今も使用が認められていますが、さらに実験を行なえば、がんが発生するかもしれません。

このほか、甘味料のサッカリンナトリウム、アスパルテーム、着色料の二酸化チタン、酸化防止剤のBHT（ジブチルヒドロキシトルエン）なども発がん性の疑いがもたれています。

がんは、遺伝子レベルの現象ですから、発がん性物質が微量であっても、細胞のがん化が引き起こされる可能性があります。

したがって、**発がん性のあるもの、あるいは発がん性の疑いの強いものは、使用を禁止するべきなのです。しかし、実際にはさまざまな食品に使われているのです。**

今や日本人の3人に1人ががんで死亡し、およそ2人に1人ががんを発病しているという状況になっています。また、40代や50代の働き盛りの死因のトップはがんなのです。

こうした状況を生み出している原因の1つが、OPPやOPP－Na、タール色素などの発がん性添加物であると考えられるのです。

毒性の強い添加物

急性毒性（すぐに現われる毒性）の強い添加物も少なくありません。ハムやベーコン、ウィンナーソーセージなどに使われている発色剤（黒く変色するのを防ぐ）の亜硝酸Naは、これまでに数々の中毒事故を起こしています。したがって、亜硝酸Naを大量に添加した食品を人間が食べた場合、死亡することもありうるのです。

もちろんそんなことがあっては一大事ですから、添加できる量を制限して、中毒事故が起こらないようにしています。しかし、こんな毒性の強いものを食品に添加すること自体が問題だと思うのですが……。

殺菌料として使用が認められている次亜塩素酸Naも、急性毒性の強いものです。ヒト推定致死量は茶さじ1杯で、これはもう、まさしく毒物といえます。

次亜塩素酸Naは、カット野菜や海藻、魚介類などの消毒に使われています。水で洗えば残留しないという理由で、使っても表示しなくてよいことになっています。

しかし、水洗いが不十分な場合、残留することがあります。私は、海藻や海老、貝などにそれが残留していた例を確認しています。

ちなみに、次亜塩素酸Naは、漂白剤の「ハイター」（花王）や「カビキラー」（ジョンソン）の主成分です。「カビキラー」を使うと、目や鼻などの粘膜が刺激され、吸い込むと息苦しくなります。このことからも、次亜塩素酸Naの毒性がかなり強いことはおわかりいただけると思います。

このほか、**保存料の安息香酸Naも、急性毒性が強い**ものです。ラットに対して、安息香酸Naを5％ふくむえさを食べさせた実験で、すべてが過敏状態、尿失禁、ケイレンなどを起こして死んでしまいました。

安息香酸Naは、炭酸飲料や栄養ドリンクなどに使われています。もちろん、添加量が制限されているので、それらを飲んだからといって、すぐに具合が悪くなるわけではありません。しかし、いくら腐敗を防ぐためとはいえ、こうした化学物質を食品に添加するのは、どうかと思います。

また、安息香酸Naには、もう1つ問題があります。人間に白血病をおこすことがわかっているベンゼンに変化する可能性があることです。

これらはほんの一例ですが、使用が認められている添加物のなかには毒性のあるものが、ほかにもたくさんあるのです。

動物実験では微妙な影響はわからない

人体実験ができない以上、動物実験で安全性を確認するのはしかたのないことなのかもしれません。しかし、人間に対する添加物の微妙な影響は、実は動物ではわからないのです。なぜなら、胃や腸、口、食道などの粘膜に対する添加物の微妙な影響は、動物によって調べることは不可能だからです。

たとえば、胃部不快感。カップラーメンやポテトチップスなど添加物の多い食品を食べた際に、胃が重苦しくなったり、張ったような感じになったり、気持ちが悪くなるという経験をもった人は少なくないでしょう。これが、胃部不快感です。

さらに、下腹が重苦しくなったり、鈍痛がしたり、下痢をすることもあります。**しかし、動物に添加物をあたえて、胃部不快感や下腹の痛みなどの微妙な影響を確認することはできない**のです。

また、口のなかや食道などへの刺激を調べるのも困難です。サンドイッチなど添加物の多い食品を食べると、歯茎が刺激されたり、口のなかがべたついた感じになります。これも、添加物の影響と考えられます。添加物の使われていない食パンを食べた際には、こうした不快な感触を得ることはないからです。

こうした影響を避けるためには、カップラーメンやサンドイッチなどの添加物の多い食品を避けることです。そして、できるだけ添加物をふくまない、あるいは添加物の少ない食品を食べるようにすることです。

化学合成添加物の危険性

さらに、添加物で問題なのは、ホルモン系、免疫系、神経系などに影響して、それらのシステムを乱さないかという点です。

とくに影響が心配されるのは、自然界にまったく存在せず、人工的に化学合成された添加物です。それらは自然界に存在しないがゆえに、自然界の一生物である人間にとってまったくの異物であり、体がうまく処理するしくみをもっていないからです。

食品添加物は、合成添加物と天然添加物に分類されます。合成添加物は、石油製品などを原料に化学的に合成されたものです。天然添加物は、自然界に存在する植物、海藻、昆虫、細菌、鉱物などから抽出された特定の成分です。

さらに、合成添加物は、2種類に分類することができます。

1つは、ビタミン類やクエン酸、リンゴ酸などのように、もともと自然界に存在する成分をまねて、化学合成したものです。これらは、もともと果物や野菜などにふくまれている成分ですが、人間が人工的に合成し、それらを食品添加物として利用しているのです。これらも、合成添加物の1種です。

もう1つは、自然界にはまったく存在しない化学合成物質です。たとえば、タール色素がそうです。これらは自然界にはまったく存在しません。19世紀の中頃、ドイツで初めて化学合成され、最初は繊維などの染色に使われ、のちに食品にも使われるようになったのです。

前に説明した防カビ剤のOPP（オルトフェニルフェノール）やTBZ（チアベンダゾール）などもそうです。保存料の安息香酸Naや殺菌料の次亜塩素酸Naもそうです。

さらに、ガムや清涼飲料などによく使われている甘味料のアスパルテームもそうです。こうした自然界に存在しない合成添加物がたくさんあるのです。

これらの**合成添加物の特徴は、環境中や人体内で分解されにくい**ことです。タール色素を添加した漬物や飲料は、いつまでも鮮やかな色が保たれ、色あせしません。色素がいつまでも分解されないからです。

本当に「安全性に問題ない」のか？

合成甘味料のアセスルファムKとスクラロースは、いずれも10年ほど前に使用が許可された新しい添加物です。自然界に存在しない化学合成物質です。

砂糖の何百倍もの甘味度があるため、ダイエット甘味料としてガムや清涼飲料など多くの食品に使われています。どちらもこれまで数々の動物実験が行なわれ、その実験結果にもとづいて、厚生労働省は「安全性に問題ない」として使用を認めました。しかし、一部の動物実験では毒性が見られています。

たとえば、アセスルファムKを0・3～3％ふくむえさをイヌに2年間食べさせた実験では、リンパ球が減少したり、肝臓障害の際にふえるGPTが増加しました。

また、スクラロースを5％ふくむえさをラットに食べさせた実験では、脾臓と胸腺のリンパ組織に萎縮が見られました。

さらに問題なのは、こうした人工化学物質が体内のシステムを乱すことはないのかという点です。人間の体はさまざまなホルモンによって、その働きが調節されていますが、ホルモンはごくごく微量で作用します。そうしたホルモンの働きを、アセスルファムKやスクラロースが乱すことはないのか？

あるいは私たちの体は免疫によって、細菌やウイルスなどの外敵の侵入を防いでいますが、そうした免疫システムが乱れることはないのか？　さらに、神経に影響をおよぼすことはないのか？

こうした**人体の微妙な調節システムに対して、人工化学物質が影響するのか、しないのかを、動物によって確認することは困難**です。もし本当に調べようとすれば、人間に投与しなければなりませんが、もちろんそうした実験はほとんど行なわれていません。したがって、アセスルファムKやスクラロースが、人体にどんな影響をおよぼすかはよくわからないのです。

そもそも、自然界に存在しないような、得体の知れない化学合成物質を食品のなかに混ぜるという行為自体が、私は間違っていると考えています。食品はすべて自然界から生み出されたものです。だから、私たちの体は食品をうまく代謝して、栄養として利用することができるのです。

自然界に存在しない化学合成物質は、人体にとって「異物」です。その異物を人体はうまく代謝するしくみをもっていないのです。

なぜカップラーメンで胃が刺激されるのか

では、自然界に存在する成分をまねて人工的に作った合成添加物なら、問題ないのでしょうか？　実は問題ないとはいえないのです。

たとえば「カップヌードル」の場合、10品目以上の添加物が使われているのですが、その多くは、もともと自然界にある成分をまねて化学合成されたものです。

まず、もっとも多く使われている調味料（アミノ酸等）は、主にL－グルタミン酸Naからなるものです。これは、もともとこんぶにふくまれるうまみ成分です。

次に多い炭酸Caは、卵の殻の成分で骨にもふくまれています。ビタミンE、ビタミンB_2、ビタミンB_1、酸味料なども自然界に存在するものです。

そのほかのカラメル色素、増粘多糖類、カロチノイド色素、香辛料抽出物は、天然添加物、すなわち自然界にあるものから抽出された成分です。

しかし、カップヌードルを食べると、胃や腸の粘膜が刺激され、気持ちが悪くなったり、胃が痛くなったり、下痢をおこすこともあります。これは私だけではなく、同じような症状におちいった人を何人も知っています。

これらの添加物は、もともと食品などにふくまれている成分です。食品としてとった場合は、いろんな栄養成分と混じった状態なので、胃や腸を刺激することはほとんどないと考えられます。しかし、**添加物としてとった場合、自然界にあるとはいえ、それは人工的に合成された純粋な化学物質なので、胃や腸に直接入ってくると粘膜を刺激する**ものと思われます。その結果、胃部不快感に襲われると考えられます。

また、カップラーメンを食べたあとの部屋にこもるにおいには耐え難いものがあります。気持ちが悪くなるような、なんとも不快なにおいです。これはどのカップラーメンでも同じです。

人間には五感があって、それは自己防衛の役目をしています。その第一の砦が嗅覚です。腐った食べものは、ひどい悪臭がします。カビが生えた食べものも嫌なにおいがします。これらはどちらも体にとってよくありません。

つまり、体に害のあるものは、嫌なにおいとして感じとって、それを食べないようにして身を守っているのです。

したがって、**カップラーメンを食べ終わったあとにこもるあの嫌なにおいは、ほんらい体によくないものであることを感じとっている証拠**だと思います。食べているときにそれをあまり感じないのは、濃い味によってごまかされているのでしょう。

天然添加物も安全は保証されていない

最近では、合成添加物を嫌う消費者がふえてきたため、食品メーカーは天然添加物を使う傾向にあります。とくによく使われているのが、着色料と増粘多糖類です。

これらは自然界にある植物、海藻、樹木、昆虫、細菌などから抽出された特定の成分です。自然から取り出された成分ということで、合成添加物よりは安全性が高そうに思えますが、必ずしもそうとはいえません。

なぜなら、食品として利用されないものから抽出された成分が多く、しかも、まだ十分安全性が確認されていないものも多いからです。

たとえば、**保存料のツヤプリシン（ヒノキ科のヒバの幹枝や根から抽出されたもの）は、催奇形性（胎児に障害をもたらす毒性）の疑いがあります。**また、ひじょうに多くの食品に使われているカラメル色素も安全性に問題があります。

カラメル色素は、デンプンや糖蜜を熱処理して得られたもの（カラメルⅠ）と、それに亜硫酸化合物やアンモニア化合物を加えて熱処理したもの（カラメルⅡ、カラメルⅢ、カラメルⅣ）があります。

カラメルⅠはほとんど問題ないのですが、そのほかは細菌の遺伝子を突然変異させたり、細胞の染色体を切断するなどの作用があります。これらの作用は、細胞のがん化と関係があるのです。

それから、植物や海藻などから特定の成分を抽出する際、水や熱水、エチルアルコールなどを使う場合はほとんど問題ないのですが、有機溶剤のヘキサンやアセトンを使う場合があります。

ヘキサンは、ガソリンや灯油から分離して得られる無色透明の液体です。ヘキサンもアセトンも毒性があるため、色素などを抽出した後に除去されますが、完全に取り除かれるのか、疑問な点があります。

したがって、**天然添加物の場合も、使用する回数がふえれば、それだけ安全性に不安な面が出てくる**ということです。天然添加物でも、たくさん使われている食品はできるだけ避けたほうがよいといえます。

ふえ続ける膨大な添加物

合成添加物は年々ふえていて、２０１０年3月現在で３９３品目もあります。一方、天然添加物も４１８品目あります。

添加物には、このほか、一般飲食物添加物というものがあります。これは、一般に食品として利用されている果汁や食物繊維などをそのまま添加物の目的で使ったり、または穀類や果物などから特定の成分を抽出して添加物として使うというものです。全部で70品目程度がリストアップされています。

ただし、**一般飲食物添加物はリストアップされているだけで、前の合成添加物や天然添加物とは違い、リストにないものでも使うことができます。**つまり、許可制ではないのです。その点が大きな違いで、通常の添加物とは違うものです。もともと食品として利用されているもので、安全性が高いため、とくに規制が行なわれていないのです。

もう1つ、天然香料というものがあります。これは、自然界に存在する植物や海藻、キノコなどから香料成分を抽出したもので、なんと６００品目近くもリストアップされています。しかし、天然香料もリストアップされているだけです。許可制になっているわけではありません。

添加物表示の見方

食品添加物は、食品ではありません。食品衛生法では、添加物を「食品の製造の過程において又は食品の加工若《も》しくは保存の目的で、食品に添加、混和、浸潤その他の方法によつて使用する物」（第4条）と定義しています。つまり、明らかに食品とは別物という扱いなのです。

ですから、本来なら食品原料と添加物は分けて表示するべきなのです。しかし、こうすると、添加物をたくさん使っていることが消費者にわかってしまい、食品が売れなくなる可能性があります。そこで、**食品原料と添加物を分けずに表示しているの**です。

しかし、比較的簡単に食品原料と添加物を見分ける方法があるのです。図1を見てください。これはあるコンビニの「海苔弁当」の原材料表示です。いろいろ原材料が書かれていて、真ん中ぐらいに「調味料（アミノ酸等）」とあります。実はこれ以降がすべて添加物なのです。

現在、原材料表示は、原則としてまず食品原料を書いて、そのあとに添加物を書くことになっています。そのため、まず、ご飯、ちくわ磯辺天、ハンバーグなどの食品原料が書かれます。この際、量の多い順に書かれます。当然ご飯が一番多いので最初に書かれ、次に多いちくわ磯辺天、その次のハンバーグとなるわけです。

そして、食品原料が終わったら、次に添加物が書かれます。「付合せ」で食品原料は終わり。「調味料（アミノ酸等）」からが添加物で、酸味料、pH調整剤などと続くのです。この際も、添加量の多い順に書かれます。「調味料（アミノ酸等）」は、いろんな具材に使われるので量が多くなり、最初に書かれているのです。

つまり、**最初に書かれた添加物を見つければ、あとはすべて添加物であるとわかるのです。**ちなみに、「乳化剤」も添加される量が多いので、添加物の最初に書かれることが多くなっています。

P217の図2を見てください。これは、あるメーカーの「ロースハム」の原材料表示です。最初に「豚ロース肉」などの食品原料が書かれ、それは「かつおだし」で終わり、次の「リン酸塩（Na）」からが添加物となり、そのあとは香辛料まで全部添加物です。こうして添加物と食品原料を見分けることができるのです。

消費期限：07.12.7午前2時
12.5午後8時製造
レンジ加熱目安
1500W 40秒 500W120秒
プラ
ラップ
シート
カップ
（税込）
450円
1食当り熱量854kcal蛋白質22.6g
脂質31.0g炭水化物121.0gNa1.8g
名称：弁当
保存料・合成着色料は使用しておりません
原材料名：ご飯　ちくわ磯辺天　ハンバーグ　コロッケ　野菜かき揚　白身魚フライ　味付スパゲティー　ポテトサラダ　ソース　ドレッシング　タルタルソース　鮭フレーク　おかか　ケチャップ　海苔　にがり
付合せ　調味料（アミノ酸等）酸味料　pH調整剤　グリシン　膨張剤　香辛料　甘味料（キシロース）カロチノイド色素　モナスカス色素　ラック色素　カカオ色素　カラメル色素　野菜色素　香料　酵素　貝Ca（原材料の一部に卵　小麦　乳　牛肉　さば　大豆　鶏肉　豚肉　もも　りんごを含む）
消費期限：別途枠外に記載
保存方法：直射日光及び高温多湿を避けて下さい

図1　海苔弁当の原材料。「調味料（アミノ酸等）」以降はすべて添加物！

添加物はすべて原則として物質名を表示することになっています。物質名とは、添加物の具体的な名称です。図2のなかの「ビタミンC」や「亜硝酸Na」「コチニール色素」などが物質名です。こうした表示によって、具体的にどんな添加物が使われているのかわかるわけです。

一方、「酸化防止剤」や「発色剤」という

のは、用途名です。つまり、どんな用途に使われているのかを示すものです。酸化防止剤は、食品の酸化を防ぐもの、発色剤は、肉などの色をきれいな色にするためのものです。

したがって、**「酸化防止剤（ビタミンC）」という表示は、酸化防止剤としてビタミンCを使っているという意味。「発色剤（亜硝酸Na）」は、発色剤として亜硝酸Naを使っているという意味です。**

用途名併記されている添加物は要注意

このように用途名と物質名を両方書くことを、用途名併記といいます。用途名併記が行なわれている添加物は、次の用途に使われるものです。

- **保存料…保存性を高める**
- **防カビ剤…カビの発生や腐敗を防ぐ**
- **着色料…着色する**
- **甘味料…甘味をつける**
- **漂白剤…漂白する**
- **酸化防止剤…酸化を防止する**
- **発色剤…黒ずみを防いで、色を鮮やかに保つ**
- **糊料（増粘剤、ゲル化剤、安定剤）および増粘安定剤…トロミや粘性をもたせたり、ゼリー状に固める**

名称	ロースハム（スライス）		
原材料名	豚ロース肉、糖類（水あめ、砂糖）、卵たん白、食塩、大豆たん白、たん白加水分解物、鶏ガラだし、乳たん白、昆布だし、かつおだし、リン酸塩（Na）、酸化防止剤（ビタミンC）、発色剤（亜硝酸Na）、コチニール色素、香辛料		
内容量	120g	賞味期限	表面に記載
保存方法	10℃以下で保存してください。		

図2　ロースハムの原材料。「リン酸（Na）」からが添加物。最初に書かれる添加物が最も添加量が多く、以降は多い順に書かれる

たとえば、漬物などに使われる「ソルビン酸K」は、保存の用途に使われますので、「保存料（ソルビン酸K）」という表示になります。インスタントラーメンなどに酸化防止の用途で使われるビタミンEは「酸化防止剤（ビタミンE）」、業務用シロップなどに使われる「赤色2号」は「着色料（赤2）」という表示になります。

なお、着色料の場合、添加物名に「色」の文字がある場合、用途名を併記しなくてよいことになっています。図2の「コチニール色素」は、「色素」の文字があるので、用途名は併記されていません。着色料と書かなくても、使用目的がわかるからです。

それから、これが重要なことなのですが、**用途名併記の添加物は、毒性の強いものが多い**のです。そのため、厚生労働省では、消費者がどんな添加物なのか自分で判断できるように用途名併記を義務付けているのです。

ただし、すべて毒性が強いというわけではなく、中には「ビタミンE」「ビタミンC」のように毒性がほとんどないものもあります。

一括名表示という抜け穴

前にも書いたように、添加物は原則として物質名が表示されることになっています。そして、保存料や防カビ剤などは用途名も併記されることになっています。

ということは、表示を見ればどんな添加物が使われているのか、すべて具体的にわかるはずなのですが、実際は違うのです。添加物の大半は、物質名が表示されないからです。

「どうして?」と思う人も多いと思いますが、実は「一括名表示」という大きな抜け穴があるからなのです。

もう一度、図1を見てください。「酸味料」「pH調整剤」「膨張剤」とありますが、これが一括名です。酸味料とは、酸味をつける目的で添加されるもの、すなわち実質的には用途名なのです。

しかし、そのあとに物質名が書かれていません。実際には、クエン酸や乳酸などが使われているのですが、その名称は表示されず「酸味料」とあるだけです。これが、一括名表示です。「pH調整剤」や「膨張剤」も一括名です。

酸味料としては、酢酸や乳酸のほかに、クエン酸や酒石酸など全部で24品目もありますが、どれを使っても、また、いくつ使っても「酸味料」とだけ表示すればいいのです。使っている添加物を全部表示させると、表示しきれないケースも出てきます。それで、こうした一括名表示が認められているのです。この場合、消費者には実際にどんな添加物が使われているのかわかりません。

実は一括名表示が認められている添加物は、とても多いのです。それは、次のようなものです。

・酸味料…酸味をつける
・調味料…味付けをする
・香料…香りをつける
・膨張剤…食品を膨らます
・pH調整剤…酸性度やアルカリ度を調節し、保存性を高める
・乳化剤…油と水を混じりやすくする
・イーストフード…パンをふっくらさせる
・豆腐用凝固剤…豆乳を固める
・かんすい…ラーメンの風味や色あいを出す
・ガムベース…ガムの基材となる
・チューインガム軟化剤…ガムをやわらかくする
・苦味料…苦味をつける
・光沢剤…つやを出す
・酵素…タンパク質からできた酵素で、さまざまな働きがある

以上ですが、それぞれの一括名に当てはまる添加物は、だいたい数十品目あり、香料は

100品目程度あります。したがって、**合成添加物と天然添加物の多くは、いずれかの一括名に当てはまることになり、結局のところ、多くは物質名が表示されない**ことになってしまうのです。

一括名表示が認められている添加物でも、たとえば豆腐用凝固剤の場合は、たいてい物質名が表示されています。しかし、こうした例はごく一部で、ほとんどは一括名表示が認められているものは、一括名が表示されているだけです。

なお、一括名表示が認められている添加物は、いずれもそれほど毒性の強いものではありません。そのため、厚生労働省も、物質名ではなく一括名を認めているという面がなくはありません。

表示が免除されている3種類の添加物

さらに、使われても表示されない添加物があります。というのも、表示免除が認められているからです。それは、次の3種類です。

まず、栄養強化剤（強化剤）。これは、食品の栄養を高めるためのもので、ビタミン類、アミノ酸類、ミネラル類があります。体にとってプラスになり、安全性も高いと考えられているので、表示が免除されているのです。

次に、加工助剤。これは、食品を製造する際に使われる添加物で、最終の食品には残らないもの、あるいは残っても微量で食品の成分には影響をあたえないものです。

たとえば、塩酸や硫酸がこれにあたります。これらは、タンパク質を分解するなどの目的で使われていますが、水酸化ナトリウム（これも添加物の1つ）などによって中和して、食品に残らないようにしています。この場合、加工助剤とみなされ、表示が免除されます。

もう1つは、キャリーオーバーです。これは、原材料にふくまれる添加物のことです。たとえば、せんべいの原材料は、米としょうゆですが、しょうゆのなかに保存料がふくまれることがあります。この際、保存料がキャリーオーバーとなります。そのため、表示免除となり、「米、しょうゆ」という表示になります。

このほか、**店頭でバラ売りされている漬物や佃煮、あめ、パンなど、あるいは物産展で量り売りされるたらこや明太子なども、添加物の表示をしなくてよい**ことになっています。また、スーパーの店内で作られた総菜、弁当店で作られた弁当、レストランや食堂で出される料理なども、同様です。

極力避けてほしい添加物

これまでに動物実験で発がん性が認められた合成添加物は次の通りです。

・OPPおよびOPP－Na（防カビ剤）
・過酸化水素（漂白剤）
・赤色2号（着色料）
・臭素酸カリウム（小麦粉改良剤）
・BHA（酸化防止剤）

これらは人間に対してもがんを起こす可能性があるので、極力とらないようにしてください。これらのうち、過酸化水素と臭素酸カリウム以外は、用途名併記で物質名が表示されます。

過酸化水素は、カズノコの漂白に使われますが、使用後カタラーゼという酵素を使って分解し、食品には残留しないようになっています。そのため、加工助剤とみなされ、表示されません。

しかし、完全に分解されているのかどうか疑問です。カズノコを食べて、薬っぽい味がしたときは過酸化水素が残っている可能性がありますので、食べるのをやめるようにしてください。

臭素酸カリウムは、パンを製造する際に小麦粉に添加されます。パンに弾力性が出るようです。しかし、**臭素酸カリウムを使っているのは、日本では山崎製パンだけ**です。そのほかのメーカーは使っていません。使われているのは「芳醇」や「超芳醇　特撰」「サンロイヤル　ファインアローマ」などの角型食パンです。

山崎製パンでは「パンを焼く過程で、臭素酸カリウムは分解してしまう」といっていますが、本当にすべての製品で臭素酸カリウムが分解しているのかは調べようがありません。それにしても、なぜわざわざ発がん性のある化学物質を使わなければならないのか、不思議でなりません。

このほか、防カビ剤のＴＢＺ（チアベンダゾール）は、催奇形性が認められているので、これも極力避けるようにしてください。

とくに危険性の高い合成添加物

BHT（酸化防止剤）、二酸化チタン（着色料）、サッカリンナトリウム（甘味料）、アスパルテーム（甘味料）は発がん性の疑いがもたれています。発色剤の亜硝酸Naは、魚卵や食肉などに多くふくまれるアミンという物質と結合して、ニトロソアミンという発がん性物質に変化します。

このほか、**合成添加物のなかで毒性の強いものは次の通りです。**

・保存料…安息香酸、安息香酸Na、ソルビン酸、ソルビン酸K、パラオキシ安息香酸イソブチル（イソブチルパラベン）、パラオキシ安息香酸イソプロピル（イソプロピルパラベン）、パラオキシ安息香酸エチル（エチルパラベン）、パラオキシ安息香酸ブチル（ブチルパラベン）、パラオキシ安息香酸プロピル（プロピルパラベン）、デヒドロ酢酸Na

・防カビ剤…イマザリル、ジフェニル（DP）

・合成着色料…赤色2号、赤色3号、赤色40号、赤色102号、赤色104号、赤色105号、赤色106号、黄色4号、黄色5、青色1号、青色2号、緑色3号

・漂白剤…亜塩素酸Na、亜硫酸Na、次亜硫酸Na、二酸化硫黄、ピロ亜硫酸Na、ピロ亜硫酸K

・甘味料…アスパルテーム・L-フェニルアラニン化合物、アセスルファムK、サッカリ

ン、サッカリンNa、スクラロース
・酸化防止剤…EDTA－Na（エデト酸ナトリウム）
・発色剤…硝酸K、硝酸Na

これらの合成添加物も、できるだけ避けるようにしてください。すべて用途名併記が義務付けられているものなので、表示を見れば、使われているかどうか確認できます。

天然添加物のなかにも危険がいっぱい

また、天然添加物のなかにも、危険性の高いものがあります。それは次のようなものです。

・**ツヤプリシン（保存料）…催奇形性の疑いがある**
・**トラガントガム（増粘安定剤）…発がん性の疑いがある**
・**ファーセレラン（増粘安定剤）…催奇形性の疑いがある**
・**カラギーナン（増粘安定剤）…がん促進作用が認められている**
・**ウコン色素（着色料）…発がん性の疑いがある**

これらもできるだけ避けたほうがいいでしょう。
しかし、カラギーナンやトラガントガムなどの増粘安定剤の場合、1品目添加した場合は、増粘安定剤（カラギーナン）と表示されますが、2品目以上使われた場合は「増粘多糖類」という表示でもよいので、具体的に何が使われているのかわからないという、おかしなことになっています。そのため、実際には避けることが難しい状況になっています。

2 食べ物に潜むさまざまな危険性

過酸化脂質という有害物質

食品の安全性について考える上で、添加物の次に重要なのが、実は油です。「油焼け」という言葉を聞いたことがある人もいると思います。魚の干物やポテトチップス、インスタントラーメンなどが、時間がたって、それにふくまれる油が変質した状態のことを指します。

これらを食べると、下痢や腹痛をおこすことがあります。なぜかというと、過酸化脂質という有害物質ができているからなのです。

油＝脂肪とは、グリセリンと脂肪酸が結合したものです。グリセリンは、トロミのある無色の液体です。アルコールの一種で、脂肪を構成する成分として、自然界にたくさん存在しています。いわば脂肪の「蝶番《ちょうつがい》」のようなものです。

脂肪の本体は、脂肪酸です。脂肪酸は、その名の通り酸性の性質があり、グリセリンと結合する性質があります。通常グリセリンによって脂肪酸が３個結合したものが、脂肪です。脂肪は1gあたり9kcalのエネルギーがあります。炭水化物やタンパク質は、1gあたり4kcalです。つまり、脂肪は2倍以上のエネルギーをもっているのです。

エネルギーが高いということは、生命維持のためにはすぐれた食品ということです。しかし、とりすぎると、逆にカロリーオーバーとなり、肥満の原因になってしまいます。それで、ダイエットをする人にとって、脂肪は目の敵にされるのです。

油は、多くの加工食品に使われています。インスタントラーメン、ポテトチップス、揚げせんべい、あんドーナツ、バタピーなどなど。しかし、**これらの加工食品は、時間が経過すると、油が酸化して、過酸化脂質という有害物質ができてしまう**のです。

過酸化脂質という言葉を、そのまま読み解くと、脂質（脂肪）が過剰に酸化したものということになります。まさしく過酸化脂質とは、そういうものなのです。

空気中には、約20％の酸素が存在しています。酸素は、いろいろな食べ物と結びついて（これを酸化といいます）成分を変質させます。脂肪も例外ではなく、酸化を受けます。それがかなり進んだ状態になって、その結果できたものが、過酸化脂質です。

油で揚げた食品は要注意

過酸化脂質は、ひじょうに複雑な物質で、簡単に化学式であらわせません。また、いくつも種類が組み合わさっています。それを多くふくむ食品を食べると、嘔吐や下痢などをおこします。

たとえば、古くなった油で揚げた天ぷらやフライを食べると、胃もたれや胸焼けなどをおこしますが、これは過酸化脂質が原因と考えられます。

動物実験では、過酸化脂質は成長に悪影響をもたらし、多量にあたえると死んでしまうことが確認されています。

油の酸化は、高温の条件下でおこりやすくなります。したがって、揚げ物をした場合、酸化が進みやすくなります。カップラーメンやインスタントラーメンのめんは油で揚げたものが多いので、過酸化脂質が多くできています。

酸化を防ぐために、酸化防止剤のビタミンEを添加していますが、完全に防ぐことはできません。また、あんドーナツ、揚げせんべい、かりんとう、クラッカーなども、過酸化脂質が多くできています。

さらに、**油は光が当たると酸化しやすくなります。したがって、油を使った加工食品で、包装が透明であったりすると、光が入って酸化が進み、過酸化脂質ができやすくなってしまう**のです。

そのため、ポテトチップスやコーンスナック、かりんとうなどは、光が入り込まない包装にして、酸化を防いでいます。それでも、酸化を完全に防ぐことはできません。

トランス脂肪酸の害

油でもう一つ問題なのは、トランス脂肪酸をふくむものがあるということです。トランス脂肪酸とは、「狂った油」とか「悪玉脂肪」と呼ばれ、今もっとも問題になっている油です。

なぜなら、トランス脂肪酸は、悪玉（ＬＤＬ）コレステロールをふやし、逆に善玉（ＨＤＬ）コレステロールを減らして、動脈硬化などによる心臓病のリスクを高めることがわかっているからです。

トランス脂肪酸は、ショートニングに多くふくまれています。また、マーガリンにもふくまれています。それらは、植物油を原料に作られますが、その製造の際にトランス脂肪酸ができてしまうのです。

大豆油やコーン油などの植物油は、常温では液状です。これは、不飽和脂肪酸をたくさんふくんでいるためです。ところが、これに水素（Ｈ）を結合させると、「不飽和」な箇所が減っていきます。この処理を、「水素添加」といいます。

その結果、不飽和脂肪酸が減って飽和脂肪酸がふえ、固まっていくのです。こうしてできたものを「硬化油」といいます。この硬化油がショートニングやマーガリンに使われるのです。しかし、この水素添加によって、困った問題が生じてしまうのです。

植物油にふくまれる不飽和脂肪酸は、化学構造の骨格となる炭素（Ｃ）に結合する水素の付き方によって、「シス型」と「トランス型」とがあります。天然の植物油にふくまれるのは、シス型です。

ところが、水素添加によって、トランス型に変化してしまうのです。こうしてシス型がトランス型に変化してできたのが、トランス脂肪酸なのです。

トランス脂肪酸は、動脈硬化を起こすほか、ゼンソクやアトピー性皮膚炎などのアレルギー、さらに認知症やがんになる確立を高めるともいわれています。

そのため、デンマークでは、すべての食品について、油脂中のトランス脂肪酸の含有率を2%までに制限しています。また、アメリカでは、加工食品のトランス脂肪酸の表示が義務付けられています。

一方、日本では、まだ対策はとられていません。「日本人のトランス脂肪酸の摂取量は少ない」という理由からです。

しかし、WHO(世界保健機関)とFAO(国連食糧農業機関)の「食事、栄養および慢性疾患予防に関する合同専門家会合」では、食事からのトランス脂肪酸の摂取はきわめて低くおさえるべきで、摂取量は最大でも1日の総エネルギーの1%未満にするように勧告しています。

日本では、まだトランス脂肪酸の害はそれほど問題にされていませんが、欧米の状況を見ると、今後その害がクローズアップされるかもしれません。したがって、できるだけ摂取は減らしたほうがよさそうです。

アレルギー表示を義務付けられた食品

もう一つ、食品で問題なのは、アレルゲンをふくんでいないかという点です。卵や大豆、牛乳などが、ジンマシンやゼンソクなどのアレルギーをおこすことはよく知られています。もちろんすべての人が、これらによってアレルギーをおこすわけではありませんが、一部の人がおこすことも事実です。

ちなみに、私が小学生のころはクラスに1人だけ卵を食べるとジンマシンが出る児童がいました。そのため、その子は学校給食の卵を食べなくてもよいと先生にいわれていました。しかし、**今は食物アレルギーの子どもがふえて、学校側もそうした子ども専用のメニューを作るなど苦労しているよう**です。

以前、北海道の小学校で、給食に出たそばを食べた子どもがアレルギーをおこし、死亡するという事件がありました。食物アレルギーも場合によっては死にいたることがあるのです。そのため、厚生労働省では、そうした事故を防ぐために、2001年から食品にアレルギー表示を義務付けることになりました。

アレルギーの原因として誰もがすぐに思い浮かぶのは、卵と牛乳などでしょう。そこで、**卵、乳、小麦、えび、かに、そば、落花生の7品目について、表示が義務付けられています。**つまり、加工食品の原料にこれらのいずれかを使っていた場合、その旨を消費者がわかるように表示しなければならないのです。

「原材料の一部に〇〇を含む」「〇〇由来」などの表示は、アレルギー物質を示したものです。なお、そばと落花生は、症状が重くなって生死に関わるため、この表示が義務付けられているものです。

そのほか、表示を推奨している食物が18品目あります。これは表示が義務付けられたものではなく、あくまで「できるだけ表示して欲しい」というもので、表示するかしないかは、業者の判断に任されています。

ただし、業者としては、製造した食品によってアレルギーが発生するのを恐れていて、自主的に表示しているようです。

表示が推奨されている18品目とは、あわび、いか、いくら、オレンジ、キウイフルーツ、牛肉、くるみ、さけ、さば、大豆、鶏肉、バナナ、豚肉、まつたけ、もも、やまいも、りんご、ゼラチンです。これらも義務表示の食品と同様に、原材料に使っていた場合はたいてい表示されています。

なぜ遺伝子組み換えを行なうのか

ポテトチップスやコーンスナックなどの原材料名を見ると、「じゃがいも（遺伝子組み換えでない）」「とうもろこし（遺伝子組み換えでない）」と表示されています。つまり、遺伝子組み換えされていないじゃがいもやとうもろこしを使っているということです。

現在、日本では、厚生労働省が認可した遺伝子組み換え作物を食品として利用することは認められています。したがって、それらを原材料として利用することは可能なのです。

アメリカでは遺伝子組み換えされたとうもろこしや大豆、じゃがいもなどが生産されています。日本はアメリカからとうもろこしや大豆を大量輸入し、加工食品の原料に使っています。そのため、遺伝子組み換えされたものが原材料に使われる可能性があります。

しかし、日本の消費者はそれらを嫌う傾向にあるので、遺伝子組み換えでないものを輸入しているのです。また、国内では遺伝子組み換え作物は栽培されていないので、国産のものを使っているのです。

遺伝子組み換え作物とは、細菌やウイルスなど別の生物の遺伝子の一部を切り取り、大豆やとうもろこしなどの植物の細胞に組み込んで、それを育て上げたものです。場合によっては、人工的に作った遺伝子を組み込むこともあります。

こうしたことは、もちろん自然界ではおこりません。自然界には「種の壁」というルールがあって、大豆なら大豆と、とうもろこしならとうもろこしとしか交配できません。

遺伝子組み換えはこの「種の壁」を超えるための技術なのです。理論的には、ある生物にどんな生物の遺伝子でも組み込むことができます。たとえば、人間の遺伝子を植物に組み込んで、それを育てることも可能なのです。

日本では、すでに100品目程度の遺伝子組み換え作物が安全と判断され、食品として流通できることになっています。それらのほとんどは、害虫抵抗性と除草剤耐性の作物です。

害虫抵抗性とは、文字通り特定の害虫、すなわち作物を食い荒らす昆虫に抵抗性をもっているということです。

今、アメリカやカナダなどで栽培されているのは、蛾の幼虫やてんとう虫に抵抗性のある作物です。バチルス・チューリンゲンシスという土壌などに生息する細菌（通称BT菌）の遺伝子の一部を、とうもろこしやじゃがいもなどに組み込んだものです。

遺伝子の働きで、蛾の幼虫やてんとう虫が食べると死んでしまう殺虫毒素が、細胞のなかに作られます。そのため、害虫の被害を受けにくいというわけです。

一方、除草剤耐性は、特定の除草剤を使っても、枯れないというものです。これは、ある種の土壌細菌の遺伝子の一部を切り取って、作物の細胞のなかに組み込みます。すると、その遺伝子が働いて、ある種の酵素が作られます。

この酵素は、除草剤のグリホサート（商品名は「ラウンドアップ」）やグルホシネート（商品名は「バスタ」）などの作用を失わせる働きがあります。そのため、それらの農薬を撒布しても枯れないというわけです。

アメリカやカナダ、ブラジルなどでは、こうした害虫抵抗性または除草剤耐性、あるいは両方を兼ね備えた大豆、ナタネ、とうもろこし、綿、じゃがいもなどが栽培されているのです。すでに大豆、ナタネ、とうもろこしの大半は遺伝子組み換えのものになっているといいます。

日本は、これらの国々から農作物を輸入していますから、どうしても遺伝子組み換え作物が入ってきてしまうことになるのです。

遺伝子組み換え作物の大きな問題点

遺伝子組み換え作物は、主に次の2つの点について、安全性に不安があります。

1つは、組み込まれた遺伝子によって作られた殺虫毒素や酵素が、人間に害をもたらすことはないのかという点です。それらは、もともと細菌が作り出すものであり、これまで人間が食べた経験のないものです。

しかも、殺虫毒素は昆虫を殺す作用があるのです。厚生労働省では、「安全性は確認している」といっていますが、それは動物実験で確認したもので、人間が食べて本当に何も問題がないのか、わからない部分があります。

もう1つの問題は、組み込まれた遺伝子の影響で予期し得ない有害物質ができていないか、という点です。作物の細胞に入れ込まれた細菌の遺伝子は、細胞の遺伝子のどこに組み込まれるかわかりません。変な箇所に組み込まれて、その影響で予期し得ない有害物質ができないとも限らないのです。

また、生態系への影響も心配されます。遺伝子組み換え作物を栽培している間に、その花粉が周辺に飛び散って、ほかの作物と交配することで、遺伝子が拡散してしまう可能性があります。これは、実際に日本で起こりつつあるのです。

というのは、**カナダなどで収穫されて、日本に運ばれてきた組み換えナタネの種子が、運送途中で道路やその周辺に飛び散り、遺伝子組み換えナタネがあちこちで雑草化しているのです。**

さらに、周辺のナタネと交配して、ふつうのナタネが遺伝子組み換えナタネに変化する可能性もあるのです。

遺伝子組み換え食品の見分け方

遺伝子組み換え作物は、JAS法に基づいて表示が義務付けられています。それは、次のような3種類の表示です。

・遺伝子組み換え
・遺伝子組み換え不分別
・遺伝子組み換えでない

「遺伝子組み換え」という表示は、遺伝子組み換え作物を原材料に使っている場合になされます。たとえば、ポテトチップスを製造する際に、遺伝子組み換えじゃがいもを使っていた場合、原材料名の所に、「じゃがいも（遺伝子組み換え）」と表示されるわけです。

しかし、こうした表示を見かけたことはないと思います。日本人は遺伝子組み換え作物に大きな抵抗感を抱いているため、食品メーカーでは、遺伝子組み換え作物を原材料に使うことを避けているからです。


「遺伝子組み換え不分別」は、遺伝子組み換え作物とふつうの作物が分別されておらず、混じり合っている可能性がある場合に表示されます。


たとえば、ある地域で、遺伝子組み換えとうもろこしと非組み換えのとうもろこしが栽培されていたとします。それらを収穫した際、とくに非組み換えのとうもろこしだけを集めたのでなければ、組み換えされたとうもろこしもふくまれることになります。こういう場合に「遺伝子組み換え不分別」と表示されるのです。

「遺伝子組み換えでない」という表示は、文字通り遺伝子組み換えされていない作物を原料に使っている場合に使われます。これは任意表示で、表示をしてもしなくてもかまいません。

ただし「遺伝子組み換え」「遺伝子組み換え不分別」という表示は義務表示で、これらに該当する原材料を使った場合、必ず表示しなければなりません。

なお、大豆やとうもろこしで、意図的ではなく遺伝子組み換えのものが混じってしまった場合、全体の5％以下であれば「遺伝子組み換えでない」の表示が認められています。

また、加工食品のなかには、原材料に遺伝子組み換え作物を使っていても、「遺伝子組み換え」という表示が免除されているものがあります。食用油やしょうゆです。なぜ、免除されているのでしょうか？

食用油の場合、当然ながら成分は油ということになります。大豆油の場合、大豆から油を取り出して、余計なタンパク質などは取り除かれます。

遺伝子組み換え大豆は、細菌などの遺伝子を組み込み、その働きでタンパク質から成る殺虫毒素や酵素を作るようにしたものです。油を取り出す際に、それらのタンパク質は取り除かれ、大豆油にはふくまれません。また、組み込まれた遺伝子も見つかりません。

そのため、**組み込まれた遺伝子が食用油におよぼす影響はほとんどないという理由で、「遺伝子組み換え」という表示が免除されているの**です。ナタネ油やコーン油なども同じです。

しょうゆも同様です。しょうゆは、大豆を発酵させることで作られます。その発酵の過程で、組み込まれた遺伝子が作り出したタンパク質は分解されてしまいます。また、しょうゆからは、組み込まれた遺伝子も見つかりません。そのため、表示が免除されているのです。

ただし、市販のしょうゆには、たいてい「大豆（遺伝子組み換えでない）」という表示がされています。メーカーが遺伝子組み換え作物を嫌う傾向にある日本人の消費者心理を考慮して、遺伝子組み換えでない大豆を輸入して使っているのです。そのことを消費者にアピールするために「大豆（遺伝子組み換えでない）」と表示しているのです。

遺伝子組み換えで作られた添加物

遺伝子組み換えを利用して生産された食品添加物も使用が認められています。それは、遺伝子組み換えを行なった細菌に特定の物質を作らせて、それを添加物として利用するというものです。

すでに、キモシンやα－アミラーゼ、リパーゼなど13の酵素が認可されています。リボフラビン（ビタミンB_2）も認可されています。酵素は食品を製造する過程で、その生産性を高めるために使われます。

たとえば、キモシンは別名レンネットともいい、チーズを製造する際に凝固剤として使われています。もともとキモシンは、子牛の胃から微量だけ得られる酵素であり、高価でした。そのため、キモシンを作る遺伝子を細菌に組み込むことで、大量生産を可能にしたのです。

キモシンやα－アミラーゼなどの酵素は、もともと天然添加物として使用が認められているものです。遺伝子組み換えで作られたそれらの酵素も天然添加物と同等の扱いがなされています。

天然添加物の酵素は、一括名表示が認められています。つまり、キモシンを使っても、α－アミラーゼを使っても、「酵素」とだけ表示すればよいのです。遺伝子組み換えによって作られたキモシンやα－アミラーゼなども同様で、「酵素」と表示すればよいのです。

その際、とくに「遺伝子組み換え」などの表示はしなくてもよいことになっています。天然の酵素も、遺伝子組み換えで作られた酵素も基本的には同じものという考えからです。したがって、**知らないうちに遺伝子組み換えで作られた酵素を食べてしまっている可能性があるのです。**

残留農薬の問題

食品に農薬が残留していないのか？——この点も気になるところです。

コンビニで売られている加工食品は、穀類、イモ類、野菜、果物などを原料に作られていますが、それらを栽培する際には、ふつう農薬が使われています。

現在、野菜や果物に対する残留農薬の規制は、かなり厳しくなっています。以前は一部の農薬に対してしか、残留基準が設定されておらず、それ以外の農薬は野放し状態でした。しかし、**今はすべての農薬（有効成分として500品目程度）に対して基準が設定されています。**

もし、その基準をオーバーすれば、市販できなくなります。中国から輸入された野菜が、残留基準を超えたとしてたびたびニュースになっていますが、規制が厳しくなったためでもあります。

食品添加物の場合、使用した添加物が原材料欄に表示されるので、何が使われているのかわかりますが、農薬の場合、何が使われたのかは表示されません。

最近では、インターネットや携帯電話を利用して、野菜や果物などの生産状況を知ることができるようになり、農薬の使用についてもわかるようになっていますが、そうした例はまだ一部であり、ほとんどは農薬の使用状況はわかりません。

野菜や果物などに農薬が残留しているのか、いないのかもわかりません。もし、知ろうとすれば、食品分析機関で調べてもらわなければなりません。しかし、これを一般消費者が行なうのは困難です。

東京都では、市販されている野菜、果物、米、魚介類、食肉、乳、加工食品などについて、毎年残留農薬の検査を行なっています。２００７年度の調査では、国内で生産された３５２品目を検査したところ、47品目（13・４％）から農薬が検出されました。ただし、残留基準を超えたものはありませんでした。

検査された食品のうち、加工食品は、液卵、乾燥果実、清涼飲料水、粉末清涼飲料、ベビーフード、果実加工品、野菜加工品、ナッツ類加工品など42品目で、原料原産国がアメリカのナッツ類加工品1品目から、ボスカリドという農薬が０・０１ｐｐｍ検出されました。ただし、基準は超えていませんでした。

穀類や野菜、果物に農薬を撒布した場合、雨によって洗い流されたり、日光によって分解されたり、また時間の経過とともに分解されたりします。出荷直前の農薬の使用も禁止されていますので、**使用した農薬がそのまま残留するというケースは少ない**と考えられます。

また、加工食品の場合、原料となる農作物に農薬が残留していたとしても、原材料を洗ったり、加熱したりする過程で農薬が減少すると考えられます。したがって、市販の加工食品に農薬が残留するケースは少ないのでしょう。

有機食品は信用できるか

しかし、それでも「残留農薬が不安だ」という人もいるかもしれません。そんな人は、有機食品を利用するしかないということになります。有機食品とは、農薬や化学肥料を使わずに栽培された穀類、野菜、果物など、およびそれらを原料として製造された加工食品です。

以前は、有機農作物は高く売れるということで、ふつうの野菜や果物を「有機野菜」「有機果物」と称して販売することが横行して、消費者の不信感をかうことになり、市場が混乱しました。

そこで、農林水産省は1999年にJAS法を改正して、有機栽培で育てたものであることを認証団体が認めたものしか、「有機」という表示ができないことになりました。したがって、**現在「有機」と表示されている食品は、だいたいは信用できるといっていい**でしょう。

有機の野菜や果物は、次の条件を満たしていなければなりません。

・堆肥などによる土作りを行ない、種まきや植え付けをする以前の2年間以上、そして栽培期間中に原則として化学肥料と農薬は使用しない。ただし、多年生作物の場合は、同じく3年以上とする。

・遺伝子組み換え作物の種子や苗は使用してはならない。

比較的わかりやすい条件だと思います。これらの条件を満たしていれば、農薬や化学肥料の成分が作物に残留することはまずないと考えられます。したがって、安心して食べられるということです。また、こうして作られた作物は、たいてい味もよいものです。

これらの条件を満たしていることが、認証団体によって認められれば、有機ＪＡＳマーク（図３）を付けて、「有機」と堂々と表示できるわけです。

畜産物（食肉や牛乳など）の場合は、「有機」という表示をするためには次の条件を満たさなければなりません。

・飼料は主に有機農産物を食べさせる。
・野外への放牧などストレスをあたえずに飼育する。
・抗生物質などを病気の予防目的で使用しない。
・遺伝子組み換え技術を使用しない。

有機の加工食品

加工食品の場合、「有機」の表示には、次の条件があります。

・化学的に合成された食品添加物や薬剤の使用は極力避ける。
・原材料は、水と食塩を除いて、95％以上が有機農産物、有機畜産物、有機加工食品であること。
・薬剤により汚染されないよう管理された工場で製造を行なう。
・遺伝子組み換え技術を使用しない。

有機農産物に表示される「有機JASマーク」

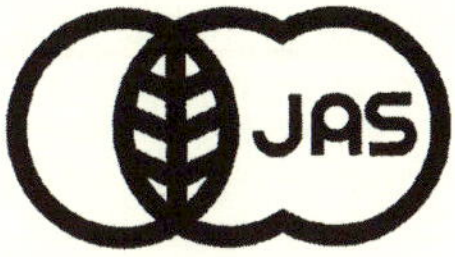

※登録認定機関名が入ります。

図3　有機ＪＡＳマーク

「買ってもいい食品」として取り上げた「甘栗むいちゃいました」（クラシエフーズ）は、有機加工食品です。有機栽培で生産された栗だけを使い、添加物は使っていません。**原産国は中国ですが、当然ながら日本のＪＡＳ法に基づいて、有機栽培されているので、安心して食べられる**というわけです。

ただし、有機食品の場合、野菜や果物などの栽培の際に堆肥を使ったり、また農薬を使えないため、病害虫の対策や除草に手間と時間がかかってしまいます。そのため、どうしてもふつうの食品に比べて値段が高くなってしまいます。

お金をたくさん持っている人は、有機食品をどんどん買い込むことも可能でしょうが、一般的にはなかなかそういうわけにはいかないのが現状だと思います。

レトルトの安全性は保たれているか

食品の安全性でもう1つ気になるのが、「容器・包装は大丈夫か?」という点です。食品はふつう容器・包装に入れられて売られています。もし容器・包装が有害なもので、それが食品に移行すれば、安全とはいえなくなります。

まず、容器・包装で気になるのが、レトルト食品です。カレーやシチュー、中華料理の素、鍋つゆ、甘栗などがレトルト食品として売られていますが、中身が内層材に直接触れることになります。

とくに、中身が液状の場合、内層材が溶け出さないのか心配されます。

レトルト食品は、アメリカで宇宙食のために開発されたもので、日本で初めて一般の食品に利用されました。それは、1968年に大塚食品が売り出した「ボンカレー」です。その後、シチュー、ミートソース、牛丼、ハンバーグ、ぜんざいなど、いろんな食品に使われるようになりました。密閉性という点では缶詰と変わりません。

レトルトのフィルムは3層構造をしていて、一般に外層には合成樹脂のポリエステル、中層がアルミ箔、食品と接する内層には合成樹脂のポリエチレンまたはポリプロピレンが使われています。

なお、アルミ箔を使わない透明タイプのものもありますが、内層は同じです。透明タイプは、中身が油脂の酸化による品質低下が心配ないものに使われます。ただし、光線を通すので、保存期間は3ヶ月から1年とされます。

現在、レトルト食品は、「ＰＰ、Ｍ」と表示された製品が多くなっています（図４）。ＰＰはポリプロピレン、Ｍはアルミ箔を意味します。下線は、主要材料を表しています。**ポリプロピレンは、炭素と水素からなる高分子物質で、プラスチックのなかでは安全性が高い**とされています。即席ラーメンやパン、菓子類などの袋、プリンカップ、豆腐容器、弁当容器など多くの食品の容器・包装に使われています。

マウスに対して、体重１kgあたり８ｇのポリプロピレンを投与した実験では死ぬことはなく、異常も見られませんでした。

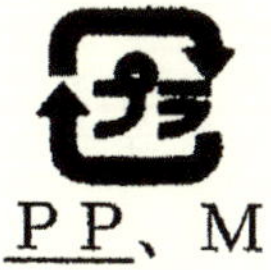

図４　ＰＰはポリプロピレン、Ｍはアルミ箔を意味している。レトルト食品に多く表示されており、ポリピプレンは安全性も高い

ただし、ラットの皮下にポリプロピレンを植え込んだ実験では、肉腫（がん）が発生したとの報告があります。物理的な影響と考えられますが、皮下に植え込まれるというのは通常ではありえないことなので、ほとんど問題にされていないようです。

安全性の高いポリエチレン

透明のレトルトの場合、「ＰＥ、ＰＡ」または「ＰＰ、ＰＡ、ＰＥＴ」などと表示されています。ＰＥはポリエチレン、ＰＡはポリアミド、ＰＥＴはポリエチレンテレフタレートです。

ポリエチレンは、炭素と水素からなる高分子物質で、透明または半透明の固体。プラスチックのなかではもっとも安全性が高いとされています。そのため、砂糖、塩、米、菓子類などの多くの食品の袋、牛乳やジュースの紙パックの内装材、ラップフィルムなどに使われています。

ラットに対して、体重1kgあたり7・95gのポリエチレンを胃のなかに投与した実験では、1匹も死亡しませんでした。

また、ポリエチレンを5％ふくむえさでラットを育てた実験では、内臓や組織に異常は見られませんでした。

ただし、動物に植え込んだ場合は腫瘍が発生しました。避妊具として子宮に挿入していた婦人に腫瘍が発生したという報告もあります。いずれも物理的な影響によるものと考えられます。ポリプロピレンと同様に、特殊なケースとしてほとんど問題にされていないようです。

合成樹脂でよく問題になるのが、可塑剤の安全性です。可塑剤とは、合成樹脂をやわらかくするために添加されるもので、それが食品や飲料に溶け出す可能性があるのです。

しかし、ポリエチレンは可塑剤を添加しなくても、やわらかいフィルムを作ることができます。家庭用ラップフィルムは、ポリエチレン製のものが広く出回っていますが、可塑剤は添加されていません。また、ポリプロピレンも一般的に可塑剤は添加されていないとされています。

ポリアミド（PA）とは、ナイロンのことです。ナイロンというと繊維を思いつきますが、食品包装用のフィルムとしても使われています。ラーメン、スープ、ハンバーグ、冷凍カボチャ、ハム、チーズ、漬物などの包装材が、主な用途です。

ただし、ナイロンは外層材として使われ、内側にはポリエチレンやポリプロピレンが使われるので、ナイロンが直接食品と接することはありません。

パックご飯の容器は大丈夫？

ポリエチレンテレフタレート（ＰＥＴ）は、通称ペットといわれています。そう、ペットボトルの素材です。

ペットは、透明で耐熱性にすぐれています。そのため、レトルトの包装材に使われるようになり、しょうゆやお茶飲料、清涼飲料、ミネラルウォーターなどの容器にも使われています。ほかのプラスチックに比べて値段が高いのですが、ガラスビンと違って軽くて割れないという特徴があるため、幅広く使われています。

ＰＥＴも、一般に安全性の高いプラスチックとして認識されています。ラットとイヌに、ペットを10％ふくむえさを３ヶ月間食べさせた実験では、栄養状態、血液、尿に異常は見られず、病理学検査でも何ら異常は見られませんでした。

ところで、コンビニにはパックご飯が売られています。電子レンジでチンすれば、すぐに食べられるので、利用している人も多いと思います。

ただし、気になるのが、容器の安全性です。電子レンジで容器が加熱されるので、その素材がご飯に溶け出すことはないのか、不安を感じざるをえません。

たいていのパックご飯には、「トレー：ＰＰ、ＥＶＯＨ」「ふた：ＰＥ、ＰＡ」と表示されています。

つまり、ご飯と触れ合っているトレーの内層にはポリプロピレン（PP）が使われ、ふたの内層にはポリエチレン（PE）が使われているということです。したがって、一定の安全性は保たれているといえるでしょう。

缶詰は「タルク缶」がおすすめ

缶詰の缶は、スチールやアルミニウムでできていますが、それらが内容物のなかに溶け出したり、においが付いたりするのを防ぐため、内側に合成樹脂が塗られています。エポキシ樹脂が使われることが多いのですが、その場合、ビスフェノールAという化学物質が微量ながら内容物に溶け出すという問題があります。

ビスフェノールAを高分子化してエポキシ樹脂が作られますが、高分子化されないで残ってしまうものがあり、それが溶け出してくるのです。ビスフェノールAは、環境ホルモン（内分泌撹乱化学物質）の疑いがもたれて、その後数々の研究が行なわれました。

今のところ、人間のホルモンを撹乱するという確かな証拠は認められていませんが、疑いが晴れたわけではありません。

そのため、一部の製缶会社では、缶にペットフィルムをコーティングして、エポキシ樹脂を使うのを止めています。

これは「タルク缶」といわれ、底が白く染められているので、見ればわかります。**タルク缶の場合、ビスフェノールAが溶け出すという心配はありません。**

本書では、「タルク缶」以外の缶詰については、中身が無添加の場合でも、「まあよい」

の星1つにしました。

1人暮らしの賢い食生活

1人暮らしは、どうしても野菜が不足がち。そこで、玉ねぎを軸に、ねぎやほうれんそう、じゃがいもなどを買うことにします。玉ねぎは便利な野菜で、カレー、シチュー、野菜炒め、スパゲティ、みそ汁など、いろいろな料理に使えます。ねぎがないときは、うどんやそばに入れてもOK。しかも、冷蔵庫に入れておけば、3ヶ月くらいもつので、買い置きできます。

次に、卵を買っておきましょう。卵は、卵焼き、オムレツ、オムライス、月見うどん・そばなどいろいろな料理に使えて、しかも栄養価が高い。おかずのないときは、ご飯にかけてしょうゆをたらせば、それだけで「おいしく」食べられます。冷蔵庫に入れておけば、1ヶ月くらいはもちます。ただし、食べすぎると、コレステロール値が上がる可能性があるので、注意してください。

それから、乾燥わかめ、のり、ごまなど、保存がきいて、栄養価の高いものを買っておきます。お米（コンビニでも売られている）も買っておいて、ご飯は自分で

Column 4

炊くようにしましょう。

さらに、うどん・そば・そうめん（いずれも乾めん）、スパゲティ、めんつゆ、オリーブオイルなどを買っておきます。それほど高くないはず。

こうして、ご飯、うどん・そば、スパゲティをローテーションさせていくのです。その際、乾燥わかめ、のり、ごまなどを適宜に使って、栄養バランスを整えます。時々はスーパーなどで野菜や肉を買って、カレーや肉野菜炒めなど、簡単な料理を作ってご飯と一緒に食べるようにします。もちろんパン食を間に入れてもＯＫ。

なお、秋から冬にかけては、鍋料理を多く作るようにします。鍋料理は手間がかかりません。野菜を洗って、肉などと鍋に入れて煮込めばＯＫだからです。

すき焼き（味付けはしょうゆと砂糖だけでＯＫ）を卵につけて食べるのなんて、おいしくて栄養バランスもよく、最高です。お酒を飲みながらでも食べられますし。

「うん、なるほど！」と思う人は、ぜひお試しを！

おわりに

コンビニ前の狭く薄暗い駐車場で、学生服姿の男の子が数人、ペタンと座り込んで黙ってカップラーメンをすすっている——こんな光景を何度か見たことがあります。そのたびに寒々しい気持ちになりました。

本来なら食事は家庭で、家族と一緒にするものでしょう。家族それぞれがバラバラな、現代の家庭を象徴しているように思えてなりません。せめて、コンビニで売られている食品が、もう少し質がよく、子どもたちの体を養い、気持ちを豊かにするものだったら、同じ光景でも受ける印象は違ってくるのかもしれません。

しかし、プラスチックの容器に入った、添加物だらけで、栄養のかたよったカップラーメンでは、子どもたちの心身はますます荒廃していくのではないでしょうか。

残念ながら、コンビニで売られている食品は、体によいとはいえないものが多いのが現状です。激しい経済競争を勝ち抜いていくためには、コンビニも食品メーカーも利益をあげねばならず、結果的に質の悪い商品が並ぶことになるのでしょう。

しかし、明るい兆しもあります。最近、コンビニが少しずつ変わりつつあるように思うのです。添加物が少なく、質も味もよい、そして値段も手頃な商品がふえているのです。

コンビニは、もはや社会の「必需品」になっています。コンビニの悪口ばかりいっていても始まりません。もっとよいお店になって欲しいのです。そして、本当の意味で、「街のほっとステーション」になって欲しいと思います。

おそらく、コンビニはこれからも私たちの生活の拠点であり続けるでしょう。それだけ、コンビニの社会的責任は大きいのです。経済戦争のなかで、質のよい商品を提供しつつ利益をあげていくのは大変だとは思いますが、日本人の生活や健康を担っているという意識をもって、改善を進めていっていただきたいと思います。

また、コンビニの質をよくするのは、消費者にかかっているといえます。消費者が質のよい食品を選べば、おのずと質のよい商品が増えて、コンビニ自体もよくなるはずです。そうなれば、私たちの生活も、ひいては社会も変わっていくように思えます。本書がその一助になれば、幸いです。

なお、本書の編集・制作に当たっては、大和書房編集部の丑久保和哉さんに大変お世話になりました。この場を借りて、感謝の意を表したいと思います。

渡辺《わたなべ》雄二《ゆうじ》

本作品は当文庫のための書き下ろしです。

渡辺雄二（わたなべ・ゆうじ）

一九五四年生まれ、栃木県出身。千葉大学工学部合成化学科卒業。消費生活問題紙の記者をへて、一九八二年にフリーの科学ジャーナリストとなる。食品・環境・医療・バイオテクノロジーなどの諸問題を提起し続け、雑誌や新聞に精力的に執筆。とりわけ食品添加物、合成洗剤、遺伝子組み換え食品に造詣が深く、全国各地で講演も行っている。
著書には『食べてはいけない添加物 食べてもいい添加物』『飲んではいけない飲みもの 飲んでもいい飲みもの』『買ってはいけないお菓子 買ってもいいお菓子』（以上、だいわ文庫）、『食べて悪い油 食べてもよい油』（静山社文庫）、『ヤマザキパンはなぜカビないか』（緑風出版）、『早引き・カンタン・採点できる食品添加物毒性判定事典』（メタモル出版）、ミリオンセラーとなった『買ってはいけない』（共著、金曜日）などがある。

だいわ文庫

コンビニの買《か》ってはいけない食品《しょくひん》 買《か》ってもいい食品《しょくひん》

著者 渡辺雄二《わたなべゆうじ》

二〇一〇年五月一五日第一刷発行
二〇一四年六月二五日第二五刷発行

発行者 佐藤 靖
発行所 大和《だいわ》書房
東京都文京区関口一−三三−四 〒一一二−〇〇一四
電話 〇三−三二〇三−四五一一

装幀者 鈴木成一デザイン室
本文デザイン 小林祐司（TYPEFACE）
写真 原 幹和（ヤスダフォトスタジオ）
本文印刷 信毎書籍印刷
カバー印刷 山一印刷
製本 小泉製本

ISBN978-4-479-30287-2
乱丁本・落丁本はお取り替えいたします。
http://www.daiwashobo.co.jp

だいわ文庫の好評既刊

＊渡辺雄二
食べてはいけない添加物 食べてもいい添加物
いまからでも間に合う安全な食べ方
"食品"ではない食品添加物の何が危険で何が安全か。毎日食べている添加物を食品別・危険度付きで解説。食品不安の時代に必携！
700円
107-1 A

＊渡辺雄二
コンビニの買ってはいけない食品 買ってもいい食品
お弁当、パスタ、サンドイッチ、お菓子、ペットボトルのお茶……。生活から切り離せないコンビニ食品の危険度と安全度を総チェック！
700円
107-2 A

＊渡辺雄二
飲んではいけない飲みもの 飲んでもいい飲みもの
「カロリーはオフだが添加物をオンしたトクホ」「同じ飲み物もグレープはNGでオレンジはOK？」あらゆる飲み物の危険度がわかる！
700円
107-3 A

＊渡辺雄二
買ってはいけないお菓子 買ってもいいお菓子
「スナック菓子の食べてもいいといけないの境界線」「カロリーゼロの飴で脳腫瘍がおこる」など、お菓子109点の安全性をリサーチ！
700円
107-4 A

＊岡本裕
実はまちがっていた健康の「常識」
「3食きちんととらなくてはいけない」「ストレスは少ないほうがいい」「医者は健康のプロである」……ぜんぶ誤りです！
648円
209-1 A

＊若村育子
こんな「健康食品」はいらない！
健康食品は気休め？ 科学的実証データも少なく品質や安全性に問題なものも多い。身近な健康食品・サプリからトクホ迄徹底ガイド！
700円
175-1 A

＊印は書き下ろし

表示価格はすべて本体価格（税別）です。本体価格は変更することがあります。